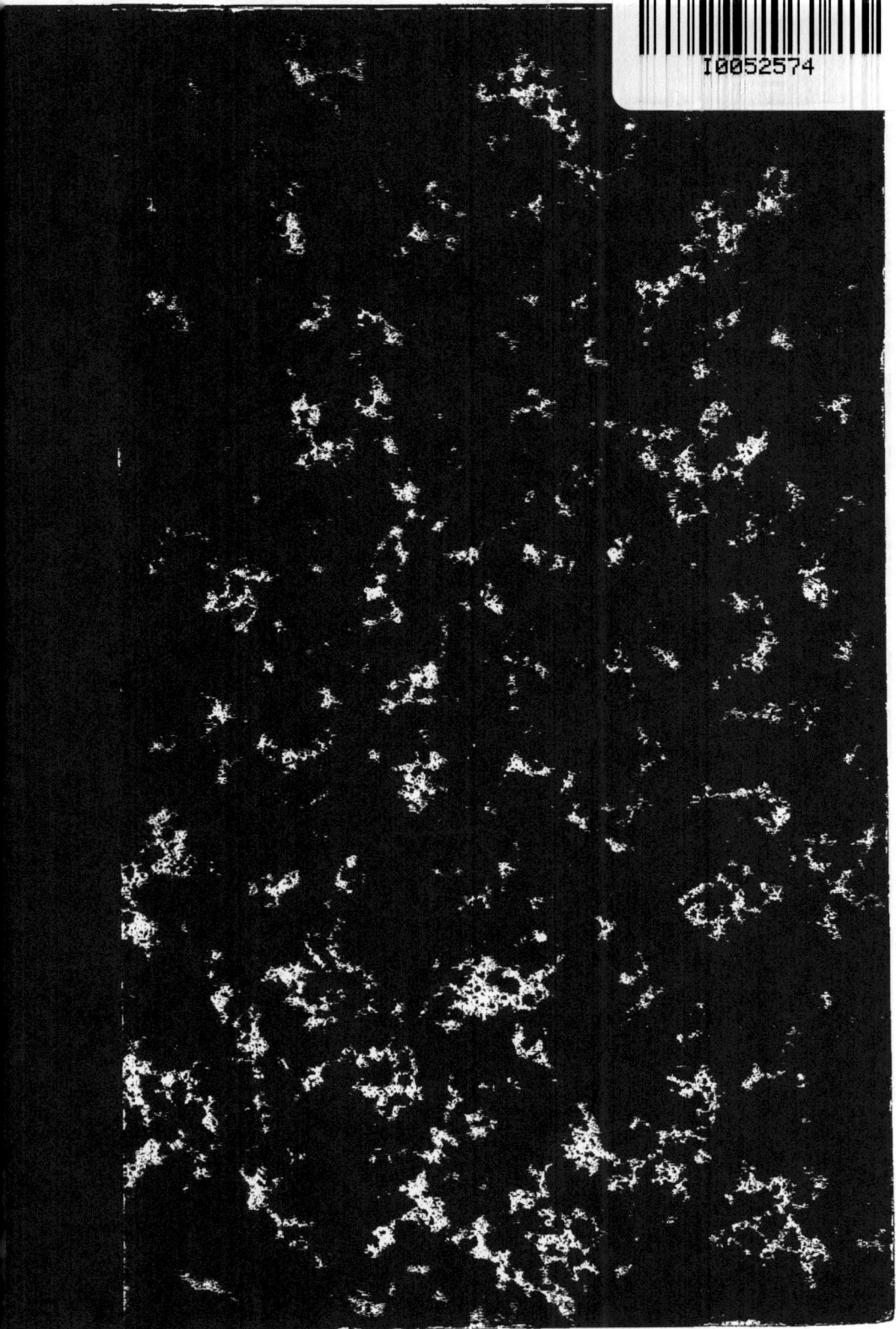

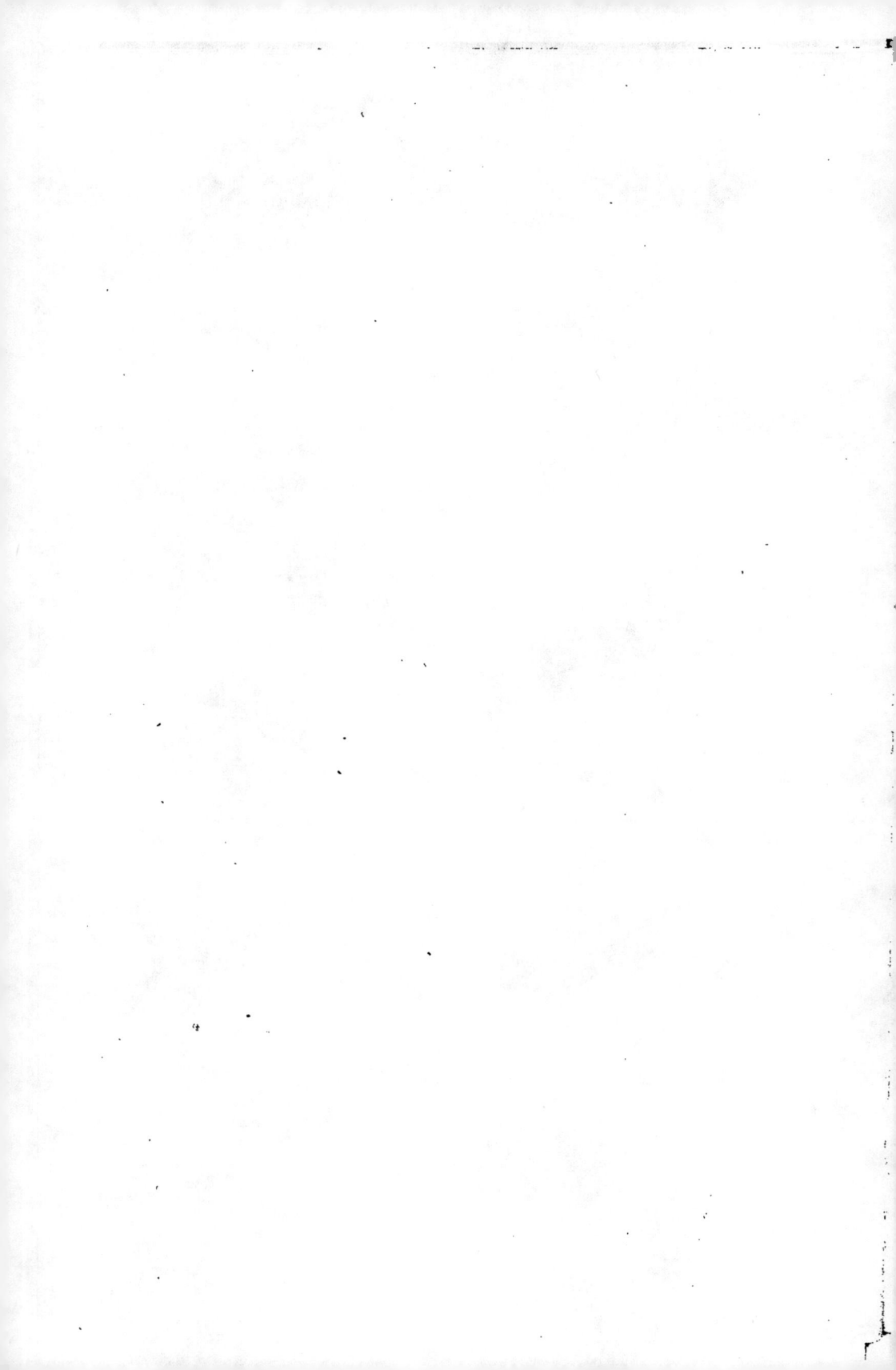

DU ZOOMAGNÉTISME

SON EXISTENCE, SON UTILITÉ EN MÉDECINE

RENDUES INDISCUTABLES PAR DES FAITS

DU

ZOOMAGNÉTISME

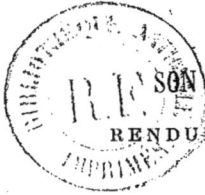

SON EXISTENCE, SON UTILITÉ EN MÉDECINE

RENDUES INDISCUTABLES PAR DES FAITS

PAR LE

Dʳ ESPINOUSE

Ex-interne des hôpitaux de Bordeaux.

> « A tous les moyens puissants qu'elle
> » possède pour produire ces effets la science
> » n'en ajoutera-t-elle pas d'autres non moins
> » puissants tirés... de la découverte de forces
> » nouvelles à peine éprouvées, telles que le
> » *magnétisme animal,* qui peut se glorifier
> » de *scandaliser les routiniers et les satisfaits*
> » *de la science ?*
> » Grâce au Ciel, il n'en faut pas douter. »
>
> (TROUSSEAU, PIDOUX, Constantin PAUL, *Traité*
> *de Thérapeutique,* Introduction, p. LXXXIX).

———→|←———

BORDEAUX

IMPRIMERIE G. GOUNOUILHOU

11, RUE GUIRAUDE, 11

1879

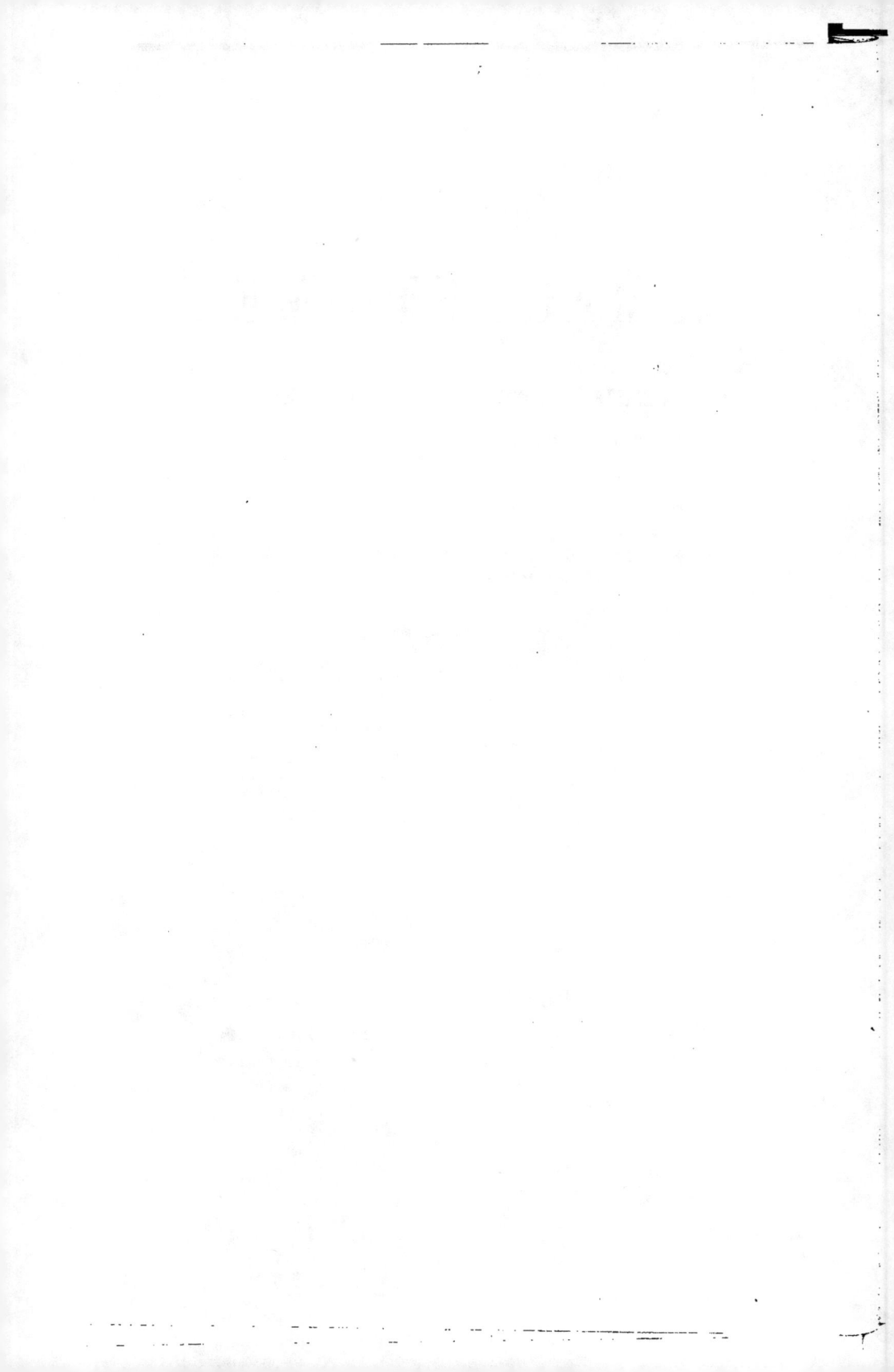

PRÉFACE

Ma première brochure *(Historique du Magnétisme animal)* a eu pour but surtout d'établir, d'affirmer la position morale d'un médecin, ayant le courage de soutenir encore le zoomagnétisme comme principe scientifique et comme application médicale.

Au point de vue historique, l'existence réelle de ce phénomène a été ainsi démontrée, je crois.

Compléter cette démonstration par l'analyse succincte des opinions contraires à celles que je défends, par l'exposé de faits assez nombreux, authentiques et des plus sérieux; faire ressortir de ces observations quelques applications pathologiques et cliniques, tel est, en partie, l'objet de ce second travail (¹).

Cette façon de traiter une question médicale et d'établir une vérité m'a toujours paru bonne et rationnelle.

(¹) La question essentiellement médicale sera développée plus tard; un chiffre de faits imposant me semblant indispensable pour émettre et soutenir une théorie.

Émettre une théorie pour la voir bientôt détruite et annulée par les faits mêmes, tel a été trop souvent le mode encore suivi, ce me semble, de nos jours.

Pour moi, je préfère, et de beaucoup, recueillir d'abord le plus grand nombre d'observations, les analyser aussi minutieusement que faire est possible; ensuite, à l'exemple de Gavarni, s'adressant aux petits bonshommes nés sous son crayon de maître, leur demander : que me dites-vous? et enfin tirer parti de leurs réponses.

Que m'importe la renommée de la signature d'un maître, si les faits contredisent ses théories!

Le seul maître en médecine, le seul véritable, à mon avis, c'est l'observation.

La tâche, avouons-le, m'a été en premier lieu bien facile, m'étant donné pour abri, pour point d'appui, les affirmations d'hommes bien connus et des plus remarquables des temps anciens, du moyen âge et des temps modernes, tant comme philosophes que comme hommes de science.

J'ai ainsi établi que le magnétisme n'était pas d'invention récente, mais qu'il avait été reconnu et appliqué de tous temps, et que dans le plus grand nombre des cas il avait donné des résultats inattendus : affirmation qui, assurément, est d'une grande importance, quand surtout on songe aux luttes soulevées à chaque pas par la science officielle et l'égoïsme personnel.

Bafoués par les uns, insultés et avilis par les autres,
les défenseurs du magnétisme ont courageusement
lutté, et grâce à leur énergie et à leur abnégation, cette
idée scientifique et tout humanitaire a pu traverser
ainsi des époques souvent difficiles, sortant toujours
victorieuse de la lutte, et arriver enfin jusqu'à nous,
portée et soutenue par les mains vaillantes des de
Jussieu, de Puységur, Husson, Pételin, Deleuze, Itard,
Rostan, Georget, Orfila, Bourdois-Lamothe, Cuvier,
Guéneau de Mussy, Laplace, Gall, Guersent, Baron
Rœdern et tant d'autres dont les travaux, les observations et les convictions ont forcé, pour ainsi dire,
l'Académie royale de Médecine (1831) d'accepter le
magnétisme et de le reconnaître.

Oui, *je dis forcé,* et l'expression n'est pas exagérée.
— Lisez donc les discussions de cette assemblée, et vous
comprendrez, vous qui ne daignez pas partager mes
opinions, vous comprendrez, dis-je, qu'il a fallu toute
l'autorité de ces hommes, appuyée de faits discutables,
il est vrai, mais sérieux et pleins d'intérêt, pour que
cette docte réunion ait bien voulu agréer les conclusions
du rapport fait à cette époque. — Que ces conclusions
durent leur sembler vraies et ce phénomène redoutable !
puisque, obligés de s'incliner devant l'opinion de la
majorité, les adversaires acharnés refusèrent l'impression de ce remarquable travail, et qu'on s'empressa
de le perdre, en l'enfouissant aux archives; conduite

généralement tenue, du reste, à l'égard de ce que l'on peut craindre et redouter.

Pour un rapport contraire, les imprimeries d'alors n'auraient pas suffi, assurément.

Insulter n'est pas répondre, je vous l'ai déjà dit.

Des faits et moins de théories si audacieusement fantaisistes, voilà ce que la véritable science vous demande.

En avez-vous donné, vous qui, encore aujourd'hui, osez soutenir et propager que le magnétisme animal n'est que charlatanisme et bouffonnerie, et qui donnez seulement, pour preuve de votre dire, l'insulte et la délation répandues sournoisement sur les confrères qui se font un devoir de marcher hardiment sur les traces d'hommes aussi honorablement connus que ceux déjà cités? — Non.

Aux affirmations des hommes que vous citez, nous pouvons opposer, me direz-vous peut-être, des opinions dues à des savants aussi recommandables, à tous égards ; cela est possible, et cela est vrai.

Mais voyons donc ensemble ces raisons si pleines d'autorité, et faisons ressortir leur exacte valeur.

Laissons de côté les tribulations qu'a éprouvées Mesmer et le sans-gêne avec lequel fut exécuté son disciple d'Eslon, premier médecin du comte d'Artois. Arrivons tout droit aux diverses discussions des Académies de Médecine (1784-1831-1837) et complétons les détails de cette lutte d'où le magnétisme est encore sorti plus victorieux que jamais, malgré quelques échecs dont ses adversaires ont été si heureux de profiter dans le moment, et qu'il est de mon devoir de faire connaître aussi.

En un mot, recherchons, si c'est possible, de quel côté est la vérité.

Et, comme dit le misanthrope : nous verrons bien.

Dr ESPINOUSE.

DU ZOOMAGNÉTISME

SON EXISTENCE, SON UTILITÉ EN MÉDECINE

RENDUES INDISCUTABLES PAR DES FAITS

« À tous les moyens puissants qu'elle possède pour produire
» ces effets la science n'en ajoutera-t-elle pas d'autres non
» moins puissants tirés... de la découverte de forces nouvelles
» à peine éprouvées, telles que le *magnétisme animal*, qui peut
» se glorifier de *scandaliser les routiniers et les satisfaits de*
» *la science ?*
» Grâce au ciel, il n'en faut pas douter. »

(TROUSSEAU, PIDOUX, Constantin PAUL, *Traité*
de Thérapeutique, Introduction, p. LXXXIX.)

« C'est un devoir pour moi d'exposer les vérités, dont j'ai la
» certitude, sans m'inquiéter du jugement des incrédules. »

(DELEUZE.)

Le médecin doit examiner, approfondir une idée médicale
qu'il peut croire utile à l'humanité, quelle qu'en soit la source,
quel qu'en soit l'auteur. — C'est son droit et son devoir surtout.

Dʳ ESPINOUSE.

ANNÉE 1784

En 1778, arrivée de Mesmer à Paris. — Il fait des expériences privées devant le directeur de l'Académie des Sciences, M. Leroi, et devant le comte de Maillebois qui constate les faits, mais en avouant « que le respect humain l'empêchera d'en parler ». — Avec de tels appuis on comprend facilement les difficultés que dut éprouver l'innovateur à faire accepter ses théories.

En 1784, rapport des Commissaires chargés par le Roi de l'examen des faits magnétiques. — Il est signé Franklin, Majault, Le Roy, Sallin, Bailly, d'Arcet, de Borry, Guillotin, Lavoisier. (11 août 1784.)

La conclusion est la négation « d'un fluide qui, ne
» s'étant révélé à aucun des sens des commissaires, ne
» pouvait leur être prouvé. »

Mais, puisque ce fluide n'existe pas, puisqu'il n'y a
rien d'acceptable comme cause, pourquoi avouer que
l'on a constaté certains effets? C'est cependant ce que
disent les lignes suivantes :

« Rien n'est plus étonnant que le spectacle de ces
» convulsions; quand on ne l'a pas vu, on ne peut s'en
» faire une idée; et en le voyant, on est également
» surpris et du repos profond d'une partie de ces
» malades, et de l'agitation qui anime les autres, des
» accidents variés qui se répètent, des sympathies qui
» s'établissent.

» On voit des malades se chercher exclusivement et
» en se précipitant l'un vers l'autre, se sourire, se
» parler avec affection et adoucir mutuellement leurs
» crises.

» Tous sont soumis à celui qui les magnétise; ils ont
» beau être dans un assoupissement apparent, sa voix,
» un regard, un signe les en retire.

» On ne peut s'empêcher de reconnaître, à ces effets
» constants, *une grande puissance* qui agite les malades,
» les maîtrise, et dont celui qui magnétise semble être
» le *dépositaire*. » (Rapport de Bailly, page 7.)

Puis, comme conclusion : « Le fluide magnétique
» n'existe pas, et les moyens employés *pour le mettre*
» *en action* sont dangereux (page 63). »

Logique bien bizarre, constatons-le !

Une grande puissance se manifeste, il en existe un
dépositaire, il est même dangereux de la mettre en

action : on le constate, on l'écrit, et à tous ces effets
il n'y a aucune cause?

Ah ! j'accepte qu'*à priori* les phénomènes magnétiques étonnent et surpassent l'imagination. — Mais un
fait sans cause, cela, je ne le comprends pas ; l'idée
est trop profonde !...

Je l'avoue franchement, si je n'avais pas pris ces
conclusions dans un texte de l'époque même, je
craindrais que l'auteur auquel je les aurais empruntées
n'eût fait erreur dans ses citations.

Et voilà les raisons sérieuses, officiellement soutenues au nom de la science, qui ont servi de point
de départ à la lutte intentée à Mesmer et à ses
partisans.

On vit M. Pourfour Dupetit, doyen de la Faculté,
s'armant de cette haute décision, pourchasser le
D^r d'Eslon et beaucoup d'autres, comme indignes de
faire partie de la corporation médicale, et s'opposer à
ce qu'ils approfondissent l'étude de cette nouvelle
science.

Quel âge d'or ce devait être pour l'intelligence et la
liberté de pensée !

Ah ! l'on se soutenait dans ce bon vieux temps !

Contre cette conduite arbitraire, d'Eslon, Varnier et
d'autres résistèrent avec patience et courage, poursui-
vant, malgré menaces, insultes et peines disciplinaires,
le devoir que nous impose notre état : l'étude et la
connaissance intime de toute idée médicale que l'on
peut croire utile à l'humanité, quelle qu'en soit la
source, quel qu'en soit l'auteur.

Tel fut le début de la lutte contre le magnétisme ;

presque excusable, si l'on veut, à cette époque : les
notions premières de cette science étant encore bien
obscures. — Mais elle n'a plus aucune excuse, elle n'est
plus pardonnable aux époques qui suivent. — Car les
progrès des sciences physiques et physiologiques
permettaient déjà alors, et permettent surtout aujour-
d'hui, sinon d'accepter entièrement cette branche
scientifique, du moins d'en concevoir la possibilité.

Par la critique qui suit, on pourra voir que les
raisons invoquées à diverses époques plus rapprochées
de nous, pour enrayer le magnétisme et son application, ne valent pas davantage que celles déjà émises
en 1784.

ANNÉE 1831

—

En 1825, après bien des démarches, M. le Dr Foissac finit par obtenir de l'Académie royale de Médecine la nomination d'une Commission chargée de voir, d'examiner s'il convenait que l'Académie s'occupât de la question du magnétisme animal.

Le 31 décembre suivant, cette Commission, par l'organe du Dr Husson, fit connaître ses conclusions. — On vota aussitôt après, par la voie du scrutin secret. Le résultat du vote fut que l'Académie était d'avis de nommer une Commission qui se livrerait à l'étude et à l'examen du magnétisme animal. — Six années à peu près dura cette étude, et dans les séances des 21 et 28 juin 1831, M. le Dr Husson venait soumettre à l'Académie le compte-rendu de cette Commission.

Malgré une opposition systématique, les conclusions de ce rapport furent acceptées : le magnétisme reconnu par l'Académie, et les adversaires obligés, pour le moment, à se résigner au silence.

Dans ma première brochure, j'ai fait connaître les opinions des défenseurs du magnétisme et les raisons sur lesquelles elles étaient basées.

Voyons maintenant la valeur des objections faites
aux conclusions de ce rapport par les membres de
l'Académie, qui ne pouvaient ni ne voulaient croire au
zoomagnétisme, malgré les faits qui étaient affirmés par
leurs collègues.

M. Desgenettes, le premier orateur inscrit contre le
rapport, rejette comme suspects les travaux entrepris
en Allemagne sur le magnétisme, parce que c'est de
ce pays que nous sont venues les théories de Bœrhave,
de Kant, etc., etc.

C'est une raison, je le veux bien ; mais je ne la
trouve pas excellente ; car elle ne prouve pas la non
existence du magnétisme, point important à discuter et
spécialement à infirmer.

Loin de là est sa pensée, puisqu'il craint qu'en
relevant les espérances du magnétisme, le rapport ne
fasse beaucoup de mal à la génération naissante. Donc
pour M. Desgenettes, le magnétisme n'est pas un vain
mot.

M. le Dr Bally, après avoir avoué qu'un moment il
a été fortement ébranlé en faveur de la croyance à un
magnétisme animal ou organique par une expérience
de MM. Arago et Ampère, s'inscrit en faux contre les
conclusions du rapport, tendant à nommer une commission.

Cette commission, dit-il, n'aura, dans son étude du
magnétisme, qu'à élaguer tout ce qui y est surnaturel,
pour ne s'occuper que des phénomènes physiques.

Or, d'après Bally, c'est peine inutile, puisque ces

phénomènes ont été suffisamment constatés, et que l'on ne peut plus ajouter·à leur nombre ni à leur légitimité. Telle est la cause de son opposition.

Mais en parlant ainsi, et d'une façon si affirmative, M. Bally était-il bien convaincu, bien sûr de ce qu'il avançait? Non, assurément; car, paraît-il, en présence de l'expérience faite par MM. Arago et Ampère (¹), il se serait demandé si dans la nature il n'existait pas quelque fluide impondérable autre que ceux admis en physique.

Il restait donc quelque chose à trouver?

Cette affirmation, en outre, était un peu hasardée; car, si je ne me trompe, les sciences physiques ont fait depuis M. Bally quelques légers progrès, assez sensibles même, et des additions ont été heureusement faites « à leur nombre et à leur légitimité. » — Nous nous en servirons, je l'espère.

Après avoir demandé que l'Académie attendît des mémoires sur ce point scientifique, avant de daigner s'en occuper, il termine par une raison foudroyante marquée au coin d'un esprit assez lourd, il est vrai : « *Il craint que par suite de l'action du magnétisme à distance, quelque grand magnétiseur ne vienne, de son grenier de Paris, ébranler les trônes de la Chine et du Japon.* »

C'est fort bien trouvé si l'on veut, mais bien peu digne d'une assemblée académique, ce me semble. — Une négation formelle, basée sur des faits, aurait

---

(¹) Cette expérience consistait à placer un disque de métal au-dessous d'un barreau aimanté, et à imprimer un mouvement circulaire au premier; alors on voyait le barreau tourner lui-même. — Or, ce n'est pas au moyen de l'air que le mouvement est communiqué à l'aiguille, car il a lieu également quand on met le barreau dans un appareil isolé.

assurément mieux valu que tant d'esprit. — *Castigat ridendo mores,* était sans doute sa devise. — Alors tout s'explique.

M. Double, après s'être plaint de ce que ce rapport est trop favorable au magnétisme, dont il semble faire l'apologie, et trop soupçonneux à l'égard des commissaires chargés du même examen en 1784, se demande pourquoi, puisqu'on voulait chercher hors de France des exemples et des modèles, pourquoi on n'a pas cité la patrie de l'immortel Newton qui, dit-il, « a dédaigné de s'occuper de magnétisme », plutôt que de les puiser en Allemagne et dans les pays du Nord, si féconds en systèmes extravagants et d'où nous sont venues tant d'erreurs ?....

M. Double pouvait ne pas aimer les hommes du Nord, ni leurs théories. — C'était son droit. — Mais de là à les mépriser formellement et à ne pas les croire à la hauteur des hommes de science de l'Angleterre, il y a loin.

Car, si l'Angleterre et l'Écosse peuvent être fières des Newton, Bacon, Sydenham, Cullen, Brown, Hunter, Harvey, etc., etc., l'Allemagne et la science ont le droit d'être orgueilleuses des Stahl, Leibnitz, Euler, Reil, Stoll et tant d'autres devant qui M. Double aurait pu sans rougir courber le front, aussi bien assurément que mes éminents contradicteurs.

C'est ce que se permit de lui faire sentir M. le Dr Husson, dans sa remarquable réplique.

Newton, nous apprend M. Double, a dédaigné de s'occuper de magnétisme. C'est assurément une opinion personnelle qu'émettait cet honorable académicien, car je ne sache pas que la preuve historique de ce dédain soit connue.

Que Newton ne se soit pas occupé de magnétisme, cela est possible et facile à admettre, quand on connaît l'histoire des immortels travaux poursuivis par cette belle intelligence. On ne peut tout entreprendre et tout approfondir. — La vie est bien courte.

Cependant, si comme a dû le faire M. Double, on analyse les principes émis par Newton sur le système planétaire, il doit être, me semble-t-il, plus logique de supposer qu'il a été le partisan (tacite si l'on veut) plutôt que l'ennemi du magnétisme.

La gravitation universelle des corps les uns sur les autres, ou l'attraction, n'est-elle pas la base des idées de Newton sur la composition et la marche de l'univers? La pesanteur n'en devient-elle pas la loi première? Idées nouvelles et sublimes que Descartes avait déjà émises, que Newton a presque démontrées, et sous lesquelles s'écroulèrent tous les systèmes du péripatétisme.

Comment ne pas admettre que Newton croyait à un quelque chose, à des forces existant en dehors de la matière, quand on sait que la science lui doit ces immuables principes : que toutes les parties de la matière tendent les unes vers les autres, et que deux corps s'attirent en raison de leur masse, etc., etc.?

Il l'aurait conçu et accepté dans l'organisation de ce grand univers, et il l'aurait nié dans l'organisme de ce monde encore plus inexplicable que l'on appelle l'homme?

C'est inadmissible. — Assurément, M. Double faisait

l'honneur à ce grand génie de le croire légèrement plus rationnel que semblerait le faire supposer son affirmation.

Claude Bernard vient de mourir, nous laissant les fruits de toute une vie de travail. Eh bien! de ce que Claude Bernard ne s'est pas occupé de magnétisme (je l'ignore du moins), cela pourrait-il prouver la non existence de ce phénomène; et les adversaires actuels ou futurs de ce système pourront-ils offrir cette particularité comme une objection sérieuse et sans réplique? Évidemment, non! car Claude Bernard n'a même pas eu assez de vie pour terminer et prouver ce que sa grande imaginative lui avait fait concevoir. Donc, rien n'est surprenant dans cette lacune.

De plus, les connaissances historiques de M. Double quant à l'Angleterre auraient pu être un peu plus complètes : il aurait ainsi su que Bacon, le fondateur de la méthode expérimentale, et dont la valeur, je crois, est assez connue; que Bacon, dis-je, était né à Londres, et qu'il n'avait pas dédaigné, lui Anglais, de s'occuper de cette science, puisqu'il croyait, et très fermement, que la prévision et la vue à distance sont des facultés inhérentes à la nature humaine. Quelques faits sont rapportés par ce philosophe.

Le dédain pour l'étude du magnétisme n'était donc pas si grand en Angleterre que l'affirme M. Double.

Nous verrons même plus loin, à propos du Braidisme, que chez cette nation comme dans les pays du Nord existait un germe de cette science.

Les objections de cet honorable contradicteur auraient donc pu être d'une exactitude plus rigoureuse.

M. Double a fait du magnétisme une étude personnelle, soit comme magnétiseur, soit comme magnétisé.
Eh bien ! le croirait-on ? il n'a jamais vu se produire ce
phénomène; d'où il conclut qu'il n'y a que des dupes
et des fripons qui persistent à s'occuper de cette
question.

C'est trancher dans le vif, je pense !

Heureusement, le Dr Husson, rapporteur de la
Commission, se chargea de relever et d'apprécier
cette exubérance enthousiaste dans le choix des
expressions (¹).

Ne soyons donc pas étonnés si nous trouvons
encore de nos jours des hommes soi-disant sérieux,
être aussi forts que cet académicien de 1830.

Mais, avouons-le, bien simple devait être ce M. Double
tant en physique qu'en histoire, comme on l'a vu plus
haut, à propos de Newton.

Un élève de troisième ès-sciences d'aujourd'hui lui
aurait assurément répondu que pour le magnétisme,
bien que cela ne fût et ne soit pas encore démontré;
qu'en magnétisme, dis-je, il pourrait en être comme
en électricité dynamique : que le fluide magnétique
pouvait se développer, chez certaines natures et non
chez d'autres, de même que l'on obtient un courant
électrique par le contact de certains métaux, tandis
que l'effet est nul (en apparence du moins jusqu'à
présent) par le contact de certains autres.

Ensuite, à l'exemple de Bally, il demande des
travaux individuels; il veut aussi que l'Académie
avant de s'occuper de cette question, attende qu'il lui

(¹) Voir *Historique du magnétisme animal*, page 39, du Dr Espinouse.

2

parvienne des mémoires sur ce point de science hérissé de tant de difficultés...

Toujours la phrase, sans faits sérieux. Néanmoins raison excellente, en apparence, et mise en avant encore de nos jours.

Mais alors, laissez donc libres et tranquilles ceux de vos confrères qui ont le courage de s'en occuper et de supporter patiemment vos sarcasmes, vos insultes et vos menaces.

Vous voulez des observations, des mémoires : c'est parfait. Mais donnez au moins le temps de les recueillir et de les écrire.

Si on vous en présente, vous les lisez parfois; mais vous n'osez l'avouer, ou vous les accueillez par le mépris.

Si au contraire rien ne vous est soumis, vous riez quand on vous parle de ce phénomène et de ses effets.

Rire est chose très facile; mais dire le pourquoi ne l'est pas toujours.

C'est, probablement, la raison pour laquelle les détracteurs actuels s'en tiennent à ce genre de réponse : mode fort regrettable, il est vrai, mais si simple et si commode, qu'on aurait grand tort de les en blâmer.

Quelque simple que vous paraisse une idée, n'en riez jamais, nous disait, à propos de l'eau oxygénée, notre honorable professeur de mathématiques au collége de Bergerac, M. Prudeau, n'en riez jamais; car vous ne pouvez prévoir ce qu'elle produira en grandissant.

Et la philosophie de l'histoire des sciences n'est-elle pas là, pour nous enseigner et nous faire comprendre cette grande pensée : ce qui est utopie aujourd'hui peut devenir réalité demain?

« Tant que les vérités ne sont pas devenues des » habitudes, a dit Lamartine, elles paraissent des » piéges. » *(Les Girondins.)*

Telle est encore, à notre époque, la situation faite au magnétisme, grâce aux entraves de toutes sortes apportées dans son étude par ceux *qui ont intérêt* à ce que ce point scientifique reste dans l'oubli le plus complet.

En parlant ainsi, je sais ce que je dis : qu'on le comprenne bien!

Laœnëc vote aussi contre les conclusions du rapport « parce que l'étude qu'il a faite du magnétisme, depuis » vingt ans, lui a démontré que *presque* tout y est » déception et jonglerie. Toutes ses observations lui » ont appris que les *neuf dixièmes* des faits sont » controuvés. »

Et c'est Laœnëc, dont tous les travaux portent le cachet d'un génie éminemment observateur, c'est lui qui récuse une science et l'étouffe de toute son autorité scientifique, parce que, encore à l'état embryonnaire pour ainsi dire, elle ne peut offrir qu'un *dixième* de vérité et ne peut, dès le début, s'étaler dans tout son jour!

Comment! il est un point vrai, exact dans le magnétisme : vous le reconnaissez, vous l'acceptez! Et cela ne vous suffit pas pour — au lieu de l'entraver dans son développement — pousser au contraire à une étude plus approfondie et chercher à voir enfin si ces phénomènes que vous ne pouvez accepter dans le moment et que

vous croyez n'être que jonglerie pourront, par un
examen plus long, plus minutieux, vous paraître
un jour aussi acceptables que le seul compris et
admis par vous?

Mais, ces lacunes, ces imperfections ne sont-elles
pas communes, au début, à toutes les belles applications des forces de la nature et de la science, qui
aujourd'hui font notre admiration et augmentent notre
bien-être?

Que de peines, de misères, de déceptions de tous
genres, avant d'atteindre le but désiré : *la perfection!*

Ils ont tout supporté, ces chercheurs; patiemment,
avec cette résignation que, seule, la croyance du vrai
peut donner à l'homme de génie.

Ce *rien,* que leur vaste intelligence leur avait fait
découvrir, trier, pour ainsi dire, dans cet amas de
trésors inconnus, était déjà pour eux la base, le point
de départ d'*un tout* qui, ils le concevaient, ils le devi-
naient à l'avance, devait doter l'humanité de bienfaits
restés cachés jusqu'alors.

Nous avons le télégraphe, qui en quelques minutes
transmet notre pensée à des distances immenses :
aujourd'hui, cela nous paraît tout simple, tout naturel.
Mais depuis le xviiᵉ siècle, qui en vit naître la première
idée, aussitôt ridiculisée par un jésuite romain,
Strada Flaminius, que d'étapes marquées par l'insuccès
relatif, le dédain, et dont la dernière a été pour cette
belle découverte, comme pour bien d'autres, la misère
de l'inventeur et de ses enfants!

Jean Alexandre (de Poitiers) fait ses expériences
télégraphiques devant le préfet de la Vienne

(12 brumaire an X). Elles réussissent parfaitement : le premier télégraphe fonctionne.

Chaptal, alors ministre, en est informé; et au lieu de soutenir de son autorité cette belle découverte, il refuse d'y croire, déclarant que le télégraphe aérien est supérieur à cet appareil.

Il ne l'avait pas vu — mais qu'importe! — telle était son idée.

Plus tard, nouvelles expériences devant le préfet de Tours, qui adresse une demande d'audience pour l'inventeur au premier Consul : elle est refusée. En 1832, Alexandre mourait à Angoulême dans la plus profonde misère!

Cet homme n'a-t-il pas été utile cependant; son invention était-elle vraie?

En 1837, Morse n'éprouve-t-il pas toutes sortes de difficultés de la part de l'Institut de Philadelphie, grâce au *scepticisme* de quelques membres de ce comité?

Il usa de patience, et, après s'être adressé à l'Angleterre et à la France, il put voir enfin son œuvre appréciée par le Sénat de son pays. Et encore le dut-il à l'heureuse intervention de miss Ellsworth, fille du directeur du bureau des brevets, que le hasard lui fit connaître. Il était temps, car Morse était à bout de ressources (1844).

C'était donc sept années de perdues, et sans cette intervention inattendue, qui vint corriger les tristes résultats de l'entêtement, aurions-nous aujourd'hui ce chef-d'œuvre de mécanisme? — C'est une question que l'on est en droit de se poser, je crois.

Papin découvre la force de la vapeur; il en fait des

applications admirables pour son époque, et il finit ses jours au sein de la misère, surchargé de famille !

John Fitch se donne la mort de désespoir !

James Rumsey est méconnu !

En France, les tentatives du marquis d'Auxion, du marquis de Jouffroy restent sans résultats. — L'application de la vapeur à la navigation est enrayée et retardée.

Survient Fulton. — Ni le public, ni le gouvernement britannique ne veulent apprécier ses idées. — Il vient à Paris (1796) ; ses démarches n'aboutissent pas. — Plus tard, après des expériences très satisfaisantes, il demande au premier Consul l'autorisation de soumettre son œuvre à l'Académie des Sciences. — Refus formel ; et malgré les efforts de Louis Costaz auprès de Bonaparte, aucune étude ne fut faite.

Pour ce grand homme, Fulton n'était aussi qu'un charlatan !

Quel démenti formel l'avenir n'a-t-il pas donné à ce jugement du grand homme !

Appréciation légère qui, assurément, ne fut due qu'à ses graves préoccupations du moment.

De Romas, le rival de Franklin pour la découverte du paratonnerre, n'a-t-il pas été pris pour un *sorcier* et ne crut-on pas qu'il tenait le secret de faire tomber la foudre d'une puissance occulte ?

Voyez la lutte immortelle de Galvani et de Volta. — Convenable, scientifique elle fut. — Qu'elle eût été dans le genre de celle intentée au magnétisme et à ses partisans, l'un de ces grands hommes, se dégoûtant de l'insulte, s'arrêtait dans la *lutte*, et aujourd'hui nous n'aurions que l'une de ces belles découvertes, et peut-être ni l'une ni l'autre.

Au contraire, ainsi menée, elle donna pour résultats l'affirmation de l'existence de l'électricité animale et de l'électricité métallique ou par le contact de deux métaux.

Ne serait-il pas rationnel de trouver dans cette lutte une leçon de conduite bonne à conseiller à nos savants officiels?

La photographie, cette science qui devrait, sans conteste, nous faire admettre l'existence de forces invisibles, les créateurs n'ont-ils pas eu leurs peines et leurs désillusions?

Jean-Baptiste Porta imagine la chambre obscure : Wedgwood et David tentent de fixer les images fugitives que cet appareil leur fait entrevoir. — Après bien des travaux, ils finissent eux-mêmes par désespérer d'obtenir des résultats.

Daguerre survient, le problème est résolu, et à tel point que ses admirateurs ne pouvaient croire à des améliorations possibles.

Que de progrès, cependant, à faire encore!

Voyez les efforts de Nicéphore Niepce, pour tirer cet art de ses langes : Charles Chevalier modifie l'appareil, et il faut *un inconnu,* que le lit de l'hôpital ou de la Seine a recueilli probablement, pour définitivement démontrer que ce qu'avaient tenté tous ces hommes de génie était possible : il avait créé, obtenu l'épreuve positive.

Après ceux-ci, d'autres les remplacent, suivant la ligne que leurs devanciers ont tracée, et enfin nous héritons de cette merveilleuse découverte, à l'état parfait. Il fallait donc nier formellement au début; alors tout n'était qu'informe, barbouillage et, partant, sans valeur scientifique..... et surtout commerciale.

Citons encore le téléphone, le phonographe, le microphone, l'aérophone, qui, comme la photographie et l'électricité, sont des preuves indéniables de l'existence de forces insaisissables, que nous ne pouvons connaître, apprécier que par leurs effets.

Il y a à peine deux ans, apparaissait sur nos places publiques un petit instrument d'une simplicité incroyable, qui permettait de se faire entendre à quelques mètres de distance. N'eût-il pas été téméraire d'affirmer que bientôt la distance de transmission de la voix se mesurerait par kilomètres? Que de sceptiques ont dû honorer d'un sourire dédaigneux ce cylindre de carton offert à l'expérimentation du public. Et maintenant, le fait est reconnu : le téléphone est admis et employé.

Au téléphone succède le phonographe, qui, encore par un système des moins compliqués, permet de concentrer, de conserver une conversation, un chant, et de les répéter ensuite avec la même intonation, le même rhythme.

Puis, le microphone (¹), avec lequel on peut recueillir et transmettre une véritable conversation tenue entre un nombre quelconque de personnes, sans nécessiter la moindre intervention technique de leur part. Sans

---

(¹) Cet appareil est déjà employé en Angleterre pour la recherche des calculs de la vessie. Il est construit de telle sorte que quand la pointe de la tige rencontre des corps pierreux, il se produit dans le téléphone qui lui est adjoint un bruit sec et métallique, que l'on distingue très facilement des autres bruits dus au frottement de la tige sur les tissus. (*Journal de Médecine de Bordeaux,* n° 4, 1878.)

se déranger, on s'adresse à cet appareil, comme on se
tourne vers un interlocuteur ordinaire.

Enfin, l'aérophone, qui bientôt va être produit en
public.

Cet appareil doit permettre d'amplifier tellement les
sons qui lui seront confiés, qu'il deviendra possible de
les entendre à plusieurs kilomètres de distance, et cela
directement, sans autre secours que celui de l'oreille ([1]).

N'est-ce pas vraiment merveilleux?

Et qui peut prévoir les résultats que la pratique et
la perfection de ces instruments peuvent encore nous
donner un jour?

Ah! qui l'aurait cru? — Voilà l'excuse habituelle,
quand tout est trouvé, tout terminé!

Mais si vous ne voulez pas croire, laissez donc les
autres libres dans leurs croyances. Ce sera toujours plus
juste et très souvent plus avantageux pour la société!

Cet aperçu historique ne permet-il pas d'espérer que
le magnétisme aura, un jour (qui n'est peut-être pas
éloigné) l'heureuse destinée de toutes ces belles découvertes. Il autorise aussi à affirmer qu'il est blâmable
d'enrayer dans son étude une idée aussi bizarre, aussi
impossible qu'elle puisse paraître à ses débuts.

Enfin, il rend évident que l'objection de Laœnëc est
non seulement sans raison valable, mais encore peu
digne d'un véritable observateur. Car, analysée attentivement, elle sert plutôt la cause du magnétisme
qu'elle ne lui est nuisible.

M. Rochoux est aussi contraire au rapport, parce
que le dogme, admis par les magnétiseurs, *que la*

([1]) *Revue des Deux-Mondes*; Antoine Bréguet. — 1er août 1878.

présence d'un incrédule suffit pour neutraliser toute espèce d'action..... ne lui convient pas. — Cet académicien n'admettait donc pas le pouvoir des pointes sur la localisation de l'électricité : il n'avait donc jamais réfléchi sur la cause de l'intimidation, de l'*effet drôle,* comme l'on dit, que font éprouver certaines personnes, tandis que devant d'autres on est hardi et tout à l'aise, etc.....?

Je n'insiste pas sur cette objection; M. Rochoux n'étant pas le seul à l'invoquer, j'y reviendrai plus tard. Nous jugerons de sa puissance!

M. Nacquart propose d'ajourner cette discussion, parce que dans l'état actuel des connaissances scientifiques, on ne saurait avoir prise sur le magnétisme.

Voilà au moins de la franchise et de la loyauté; qualités malheureusement trop rares parmi nous. Les connaissances *physiques* de M. Nacquart ne lui permettant pas de comprendre et d'expliquer les phénomènes magnétiques, il ajourne ses opinions personnelles; mais il ne nie pas la possibilité de l'existence et de la réalité des faits que ses confrères affirment avoir vus et constatés.

M. Récamier partage les opinions de Desgenettes, Bally et Double contre les conclusions du rapport. Il a assisté, dit-il, à plusieurs expériences magnétiques, à l'Hôtel-Dieu, qui n'ont pu le convaincre. Il avoue cependant avoir employé un moyen puissant sur un homme mis en somnambulisme par un interne, M. Robouan; « il lui appliqua un moxa, dont sa » maladie du reste présentait l'application, et il est de » fait que cet homme ne se réveilla pas et ne témoigna » aucune sensibilité. »

Ce phénomène, que Récamier a constaté lui-même, aussi minime qu'il pût lui sembler, aurait dû cependant retarder au moins la négation qu'il émet du magnétisme; d'autant plus qu'elle n'est pas formelle, ce savant n'ayant jamais songé à nier le fait cité.

Il n'a jamais pu être convaincu, paraît-il; il croyait cependant à une certaine action, et par conséquent à l'existence de ce qu'il voulait nier, puisqu'il ne pensait pas, dit-il, qu'on pût en tirer parti en médecine. Mais tirer parti de quoi? S'il n'y avait rien, si tout était faux, comme il veut l'affirmer, cette phrase incidente était complètement inutile. Elle l'était d'autant plus, et il aurait dû le comprendre, qu'elle est sa condamnation. Car une chose est ou n'est pas! Est-ce assez rationnel?

Pour compléter sa démonstration et prouver irréfutablement la non-valeur de cette nouvelle idée scientifique, il rappelle le fait de Mlle Samson, qui mourut *dans son service,* tandis que les partisans du magnétisme proclamaient sa guérison d'une maladie reconnue incurable par les hommes de l'art. Ce qu'il y a de désagréable pour le rapporteur de cette observation *(consciencieusement relatée bien entendu)* c'est que Mlle Samson était encore vivante six ans après [1].

Avouons-le, il y a des malades qui, réellement, sont trop contrariants.

La logique de la conclusion de Récamier est, comme on le voit, difficile à comprendre et à accepter.

Inutile d'insister, n'est-ce pas?

M. Virey a écrit une série d'appréciations sur le

[1] *Rapports et discussions de l'Académie sur le magnétisme animal;* Dr Foissac, p. 154.

magnétisme et les magnétiseurs, remarquable par la
facilité de l'insulte boueuse qu'on y trouve et par une
abondance d'expressions et de qualifications que je ne
puis ni ne dois rappeler, ne serait-ce que par respect
pour le corps savant auquel il appartenait.

C'est écœurant, et d'autant plus que M. Virey avait
appuyé la formation d'une Commission, disant que
l'Académie ne pouvait se refuser à examiner la question
(du magnétisme) qui lui était soumise. De plus, c'est
lui qui a écrit : « Loin d'avoir affaibli les raisons des
» magnétiseurs *qu'eux-mêmes n'avaient point exposées*
» *ou trouvées,* nous avons montré l'action *réelle* que les
» êtres sensibles exercent les uns sur les autres et les
» prodigieux effets qui en sont le résultat. »

« C'est avoir prouvé, qu'en niant ces effets, on a
» très mal à propos, jadis, cru avoir réfuté le
» magnétisme. »

Et il ajoute : « Loin de nier ses effets (du magné-
» tisme), nous avons pris à tâche de les rechercher
» scrupuleusement tous, d'en offrir même de *nouvelles*
» *et de fortes preuves, qu'aucun magnétiseur n'avait*
» *songé à présenter.* »

Voilà ce que raconte Virey, voilà ce qu'il prétend
avoir fait; et pour lui les magnétiseurs ne sont ensuite
que d'*ignobles individus* et le magnétisme qu'une *ridicule
imposture.*

Est-ce assez peu logique?

Je citerai encore M. le Dr Büchner ([1]), dont le mode
de raisonnement vaut bien celui de Virey,

([1]) *Études philosophiques et empiriques des sciences naturelles;*
Dr Louis Büchner. — Traduit de l'allemand par Gamper.

Cet auteur ne croit pas au magnétisme. Pour lui aussi tout n'est qu'artifice ou illusion. « Et ce serait, dit-il, » offenser le bon sens du lecteur, que de vouloir entrer » en détail sur ce sujet et en démontrer l'impossibilité » absolue. » Cette raison, si communément invoquée, est excellente : la vraie pourrait bien être de ne le pouvoir pas! Mais poursuivons.

La théorie de ce savant est : le magnétisme n'existe pas!

Et voulant rendre plus écrasant le dédain qu'il éprouve pour ce phénomène et pour ses partisans d'Allemagne, il rappelle cette phrase de Hirschel : « Il » n'y a point d'absurdité qu'un Allemand n'ait mise » en théorie. »

M. le Dr Büchner étant Allemand, je puis conclure, je crois, que sa négation du magnétisme est basée sur une absurdité, et par contre, que l'affirmation de ce phénomène doit avoir des bases sérieuses et solides.

Donc, même pour cet auteur, le zoomagnétisme doit être une réalité, un fait possible. C'est, sans le vouloir, assurément, ce qu'il semble dire.

Milon de Crotone n'a pas mieux dit que ces deux antimagnétistes, quand il prétendait que tous les habitants de Crotone étaient des menteurs. Il s'était oublié.

Les travaux de ces deux auteurs prêchent bien plus en leur faveur, heureusement, que ne sembleraient le faire les conclusions de leur raisonnement.

Voilà où peut conduire l'esprit de contradiction et de parti pris : à ne pas toujours dire des choses fort sensées, et à se contenter de sophismes dans une question aussi sérieuse, quoi qu'on en dise.

Enfin, rappelons l'exclamation naïve, mais au moins

franche, de M. Castel (séance du 28 juin 1834), qui
exprime nettement l'idée cachée et bien arrêtée des
ennemis du magnétisme : « *Ne propageons pas les faits*
» *énoncés,* s'écria-t-il après la lecture du rapport du
» Dr Husson sur le magnétisme ; *car s'ils étaient réels*
» *ils détruiraient la moitié des connaissances physiolo-*
» *giques.* » Qu'on le remarque bien : c'est un académicien qui s'exprime ainsi.

Par conséquent, quand j'ose avancer que la cause
véritable de l'opposition systématique faite au zoomagnétisme est la défense des intérêts personnels de la
corporation, je ne fais que copier la pensée de cet
estimable académicien.

M. Dechambre, on le verra plus loin, est aussi
partisan de cette défense professionnelle, que j'ai la
faiblesse de ne pas accepter entièrement, lui préférant
les progrès de la science et la guérison de mes malades.

Par ma première brochure, j'ai fait voir, je le crois
du moins, que la base des opinions affirmatives des
académiciens, défenseurs du magnétisme animal, était
la certitude, la conviction, appuyées de faits authentiques et la plupart personnels. Mettant en parallèle
cette appréciation avec la critique que je viens de faire
des raisons négatives données par les adversaires, il
est facile de comprendre et d'accepter la conclusion
portée, à cette époque, sur le zoomagnétisme par
l'Académie de 1834.

Elle ne fut que rationnelle et juste : le contraire eût
été bien difficile.

ANNÉE 1837

—

L'incident académique de 1831 semblait complètement clos quand, le 14 février 1837, M. Berna vint proposer ses expériences personnelles à l'examen de cette réunion de savants.

L'Académie, aussitôt, nomma une Commission composée de : MM. Bouillaud, Dubois (d'Amiens), Émery, Hyppolite Cloquet, Oudet et Roux. On y adjoignit, plus tard : MM. Caventon, Cornac et Pelletier.

Ainsi que cela s'est toujours fait, les conditions reconnues par les magnétiseurs, comme indispensables à la réussite des expériences, furent refusées à Berna : la Commission ne voulant pas se lier les mains.

Naturellement, et cela arrivera toujours avec de telles exigences, les expériences échouèrent totalement, et l'illustre académicien Dubois (d'Amiens) mit au jour, à la séance du 17 juillet 1837, un rapport *consciencieux et impartial* (à son avis, bien entendu) (¹).

Berna eut beau protester contre la partialité de

(¹) Il n'est pas inutile de citer certaines réflexions dues à deux de ces commissaires, pour faire comprendre tout l'entêtement et le parti pris qui régnèrent dans cette lutte.

M. Bouillaud a prétendu que « lors même il produirait ces faits, il se garderait bien d'y croire ».

Roux, « depuis longtemps, voulait en finir avec le magnétisme. » C'était peu encourageant, avouons-le.

ce document; le Dr Husson, dont les travaux : *Premiers
sourires de la science officielle à la doctrine magnétique*
(Figuier) semblaient devoir être annulés, put de nouveau
prendre la défense du vaincu, et frapper rudement sur
le rapporteur, qu'il considérait, avec raison, comme
un adversaire personnel. Aucun écho favorable ne
s'éleva dans le sein de l'Académie, et la proposition
de passer à l'ordre du jour ne fut appuyée par personne.
Au contraire, l'Académie adopta les conclusions de
M. Dubois.

I

Au milieu des discussions assez confuses que soule-
vait le rapport, surgit M. Burdin, qui proposa, sur sa
propre fortune, un prix de 3,000 francs au somnambule
ou à la personne quelconque qui pourrait lire sans le
secours des yeux. Quelques concurrents se présen-
tèrent : M. le Dr Pigeaire, de Montpellier, et le
Dr Hublier.

M. Pigeaire ayant refusé les conditions imposées
par l'Académie, les expériences n'eurent pas lieu; ce
qui fut fort regrettable, car à Montpellier elles avaient
parfaitement réussi, ainsi qu'à Paris, en présence de
médecins et de personnalités remarquables : Adelon,
Guéneau de Mussy, Ribes, Esquirol, Jules Cloquet,
Orfila, Réveillé-Parise, Arago, Pelletier, Georges Sand,
de Lesseps, Albéric Second, etc., etc. ([1]), qui signèrent

([1]) En outre, M. le Dr Pigeaire avait été encouragé dans cette
démarche par le Dr Lordat, l'un des premiers physiologistes de
l'Europe à cette époque.

des procès-verbaux attestant leur croyance à ce qu'ils avaient vu ([1]).

La Commission n'eut pas aussi à examiner la somnambule adressée par le Dr Hublier au Dr Frappart. Ce dernier, ayant voulu s'assurer de la réalité de sa clairvoyance magnétique avant d'aborder l'Académie, s'aperçut que M. Hublier s'était laissé tromper, et que cette somnambule n'était en réalité qu'une adroite farceuse.

Ce fait seul ne pourrait-il pas prouver, quoi qu'on en dise, qu'il est des magnétiseurs prenant leur rôle au sérieux?

Plus tard (1840), les expériences de M. le Dr Teste devant l'Académie ne furent pas plus heureuses que celles de Berna.

J'ai le droit d'espérer, je pense, qu'il serait difficile de m'accuser de ne relater que les faits favorables à la question que je soutiens!

En présence d'échecs aussi complets, l'Académie, à l'instigation de M. Double, décida de ne plus s'occuper désormais de cette question. Ce qu'elle a fait depuis 1840.

Cette décision, quoique rationnelle, vu les résultats négatifs obtenus, fut beaucoup trop tranchante; car l'étude du magnétisme se poursuivant malgré tout, cette assemblée ne sera-t-elle pas conduite à s'en occuper de nouveau?

([1]) Le refus de M. Pigeaire consista à ne pas vouloir se servir du bandeau offert par l'Académie. M. Berna proposa alors, par une lettre au président, « cinquante mille francs à celui d'entre eux (les académiciens) qui pourra lire un seul mot avec le bandeau ordinaire de Mlle Pigeaire, et dans le cas où MM. Bouillaud et Dubois prouveraient qu'on y voit à merveille, on y ajoutera vingt mille francs. »
La lucidité de ces savants adversaires n'alla pas jusque-là.

Rien ne le prouve! — Espérons-le, au contraire, et n'en doutons plus; ce point d'interrogation étant posé d'une façon si magistrale dans les quelques lignes qui me servent d'épigraphe et qui sont dues à des Trousseau, Pidoux et Constantin Paul, professeurs de l'école de Paris, dont les idées et les conseils en thérapeutique sont les mieux appréciés et les plus généralement suivis aujourd'hui (1).

Les échecs de ces expériences magnétiques furent donc de deux genres : les unes ne purent réussir; ce que l'on avait promis ne put être obtenu. La mauvaise foi du sujet, heureusement assez tôt reconnue, fut la cause de l'autre échec.

Ce dernier, pour des pessimistes comme M. Double et mes contradicteurs actuels, doit être une preuve irrécusable de la non-valeur du système.

Mais voyons donc si une explication est possible dans ces deux cas?

Il est notoire que ces mêmes expériences, faites devant un public tenant à les voir réussir, animé d'un esprit favorable pour l'opérateur, et composé d'amateurs, dont les noms rappellent les plus belles intelligences et les plus remarquables représentants de la science et de la littérature, il est notoire, dis-je, qu'elles ont donné des résultats surprenants, constatés par des procès-verbaux signés par toutes ces notabilités.

(1) D'après une nouvelle du jour, on pourrait encore ajouter, à ces noms si connus, d'autres non moins autorisés au point de vue scientifique et de l'amour du progrès. MM. Gambetta, Paul Bert et Henry Liouville auraient assisté dernièrement aux expériences magnétiques faites à la Salpêtrière par l'honorable professeur Charcot. De chaleureuses félicitations auraient été adressées à ce savant si estimé du monde scientifique. Avec de tels appuis, on ne peut qu'espérer avec confiance.

Au contraire, quand ces expériences ont eu lieu devant une Commission ayant à sa tête des ennemis reconnus de cette branche scientifique, refusant obstinément de simples conditions déclarées utiles à la réussite, voulant aller contre toutes les règles de ce genre d'expérimentation, et, comme le dit Rostan parlant de Dechambre, torturant les somnambules, ces expériences ont toujours échoué, et les sarcasmes n'ont fait que croître, ainsi que l'opposition systématique déjà établie.

Si les opinions qui me servent de point d'appui, de soutien moral, appartenaient au commun des mortels, à de bons paysans sans instruction et tout disposés à accepter le surnaturel, comme ceux devant qui opérait de Puységur à Buzancy, je comprendrais ces doutes, ces hésitations..... sauf les injures. Mais cette obstination à douter et à nier devient de la présomption et ces insultes des absurdités ou plutôt de l'infamie scientifique, quand elles survivent aux affirmations de la vérité de ce phénomène, faites, écrites et contresignées par des Rostan, Jules Cloquet, Orfila, Trousseau, etc., appuyées elles-mêmes sur des faits qu'ils disent exacts et irrécusables.

Or, dans cette lutte, les expérimentateurs sont les mêmes; les examinateurs des deux camps se valent en tous points (on voudra bien, je pense, me faire cette concession pour ceux que j'ai l'avantage de citer), et les résultats sont différents.

D'où peut donc provenir cette différence?

Mais elle est toute simple à trouver, allez-vous me dire : Les membres des Commissions étaient plus attentifs, moins prompts à la surprise, plus aptes à diriger les expériences, etc., que les autres qui n'y assistaient que comme amateurs.

Allons donc! vous me permettrez de ne pas insister sur une raison de cette valeur, qui ne peut que tomber d'elle-même.

Car si vos commissaires prenaient leur rôle au sérieux, il faut croire que Rostan, Jules Cloquet, etc., quoique non officiels, n'apportaient pas moins qu'eux toute leur attention, toute leur intelligence dans l'étude d'un phénomène aussi surprenant : c'était leur devoir d'hommes de science, et je suis convaincu qu'ils savaient le remplir aussi bien, au moins, que vos commissaires administratifs.

Ce privilége sera, pour tous, facile à accorder à des hommes aussi honorablement connus : je veux bien le croire, du moins.

Aussi ne vois-je qu'une explication rationnelle, de nature à faire comprendre la véritable cause de ces échecs : c'est pour moi la *question de milieu*, c'est à dire que, dans les deux cas, les conditions, d'après lesquelles ont été faites les expériences, ne sont pas les mêmes.

Dans le premier cas, les lois posées et reconnues utiles à leur réussite par les magnétiseurs sont suivies et appliquées; tandis que dans le deuxième cas, on n'y voit apporter qu'un esprit de contradiction, de mauvais vouloir et l'idée fixe de tout faire pour arriver à un échec.

Mais ces conditions de milieu, vous les reconnaissez utiles cependant, et vous les acceptez dans toutes vos

expériences, soit en chimie, en physique, en chirurgie
et en médecine.

Pour qu'un corps se décompose, ne faut-il pas un
degré fixe de température? Pour conserver du proto-
iodure d'azote, après sa préparation, ne faut-il pas
éviter tout frottement, même le plus infime, sans quoi
il y a explosion et danger pour les expérimentateurs?

L'électricité ne se produit-elle pas plus promptement
et en plus grande abondance dans un air sec que dans
une atmosphère humide? Ne faut-il pas que les extrémités d'une machine électrique se terminent en rond
pour concentrer l'électricité, en un mot la charger;
l'approche des pointes de cette machine n'y détruit-elle
pas l'électricité à mesure qu'elle s'y dégage?

En chirurgie, une opération ne réussit-elle pas
mieux, quand le malade est dans de bonnes conditions
morales, qu'il n'est sous l'influence d'aucune diathèse
héréditaire ou acquise? le lieu dans lequel cette opération
est faite n'entre-t-il pour rien dans le résultat si désiré?

N'avons-nous pas vu l'ovariotomie réussir partout,
sauf dans les hôpitaux de Paris. Pouvait-on songer à
mettre ces échecs sur le compte du peu d'habileté de
ces chirurgiens qui font notre orgueil et la gloire de
la chirurgie française?

N'a-t-il pas fallu se décider à faire cette opération
dans les hôpitaux excentriques, et ne l'a-t-on pas vue
alors réussir là comme partout ailleurs?

Dernièrement, dans la séance de l'Académie de
Médecine (juillet 1878), M. Colin, par l'organe de
M. Bouley et à propos des expériences sur la poule
charbonneuse, n'invoquait-il pas la différence du mode,

d'expérimentation, pour expliquer celle existant dans les résultats obtenus par lui et par Pasteur?

Pour faire une bonne photographie, une certaine intensité de lumière n'est-elle pas indispensable? sinon la décomposition par les rayons lumineux est incomplète ou trop profonde. Un jour spécial, favorable, n'est-il pas toujours choisi pour juger un tableau et admirer la valeur du maître? Sans cette précaution, un chef d'œuvre ne pourra-t-il pas être pris pour une croûte? — Etc., etc.....

Ce que j'avance est-il ou n'est-il pas, enfin?

Eh bien! donc, si vous croyez ces conditions indispensables pour réussir dans vos propres expériences, pourquoi ne pas en tolérer comme utiles, comme favorables à l'exactitude de la production de l'état magnétique et à la direction de ses effets?

Oh! quand il s'agit de vous, mes honorés contradicteurs, tout est parfait, tout est honnête; mais pour ces misérables confrères magnétiseurs (la honte du corps médical, selon vous), halte-là!..... De la supercherie, de l'effronterie, voilà leur bilan!

Et cependant, que vous demande-t-on?

Que vous apportiez un esprit favorable, disposé à croire que ce fait est possible; que vous laissiez de côté cet esprit de parti pris qui veut quand même l'échec de l'expérimentateur, et que vous ne cherchiez pas, par des questions où prédominent la méfiance et l'incrédulité, à induire le sujet en erreur.

On vous demande de vouloir bien comprendre qu'un homme en état de somnambulisme n'est pas une machine que l'on dirige selon son bon désir, ses

frivoles caprices ; dont on peut promener deçà et delà
l'esprit ou plutôt ce quelque chose insaisissable et
incompréhensible, sublime manifestation de forces
inconnues de la nature, méconnues de vous, et qui,
comme l'a dit le Père Lacordaire, sont irrégulières,
irréductibles à des formules précises. Car, dans ces
minutes étonnantes, se manifestent en l'homme comme
des lueurs, des demi-jours effrayants qui, pour ainsi
dire, semblent établir, pour la créature, un état de
transition entre elle et son créateur, et qui font sentir
que les études biologiques ne peuvent et ne doivent
se borner à l'examen de la charogne humaine.

Voilà ce que l'on veut de vous ; voilà ce que
demandent les magnétiseurs les plus honorablement
connus : Deleuze, dont le nom n'a jamais été prononcé
dans les discussions académiques sans être accompagné
des qualifications les plus honorables ; le Dr Frappart,
« dont la loyauté, si j'en crois le Dr Peisse, est
au-dessus de tout soupçon » ; et tant d'autres qui
assurément ont le droit de se croire aussi honnêtes et
aussi sérieux que vous tous, les ennemis du magnétisme.

Mais, me dira-t-on, vous voulez nous faire accroire
que si ces expériences n'ont pas réussi, cela est
dû à ce que les commissaires délégués avaient des
pensées contradictoires, un esprit plein de méfiance et
nullement porté à la croyance de ces facultés extraordinaires ; ou parce que leur interrogatoire était sans
règles et qu'ils passaient sans transition ni ménage-
ment d'une idée à une autre diamétralement opposée ?
Ce n'est pas acceptable ! car l'influence de la pensée
sans émission directe, ne peut pas, cela est impossible,

produire de tels effets! C'est là votre opinion? Je
l'accepte. Mais alors, puisque vous croyez devoir nier
cette influence, reconnue de tous les magnétiseurs
sérieux, je voudrais bien savoir quelle explication
plausible vous donnez de certains phénomènes psycho-
logiques qui, tous les jours, se manifestent et que
vous avez assurément constatés comme moi-même.

Dans les examens, ne voit-on pas le candidat,
passant d'un professeur à un autre, avoir ses connaissances augmentées ou diminuées, selon l'impression
d'encouragement ou de découragement qu'il ressent,
avant même que son examinateur n'ait parlé; l'élève
le plus distingué ne se sent-il pas, pour ainsi dire,
paralysé devant un interrogateur qu'il redoute; tandis
qu'il est entièrement *lui,* en présence d'un maître
qu'il sait se mettre habituellement à la portée de
l'élève?

Dans une conversation, dans une entrevue, n'est-on
pas à l'aise, dès le commencement, avec telle personne,
tandis qu'avec telle autre, il faut, avant d'avoir réagi
contre une sensation indéfinissable, que l'on éprouve,
laisser s'écouler quelques secondes, afin de recouvrer
ses facultés et établir une espèce d'accommodation
d'idées?

Un chanteur, un orateur, ne pressentent-ils pas, ne
devinent-ils pas aussitôt si l'auditoire leur est sympa-
thique ou non? Et le changement, qui s'opère sponta-
nément en eux, ne dépend-il pas de cette première
impression?

A la promenade, ne vous est-il pas arrivé de presque
reconnaître, sans la voir, la personne qui marche sur

vos pas, ou de rencontrer, au tournant d'une rue, celle
dont le souvenir vous était revenu, quelques instants
auparavant, sensation spontanée qui semblait vous
annoncer sa présence dans votre *milieu?*

L'antipathie, la sympathie pour certaines gens, sans
raisons valables, n'est-ce pas encore un phénomène
analogue, dû assurément à un échange mutuel d'une
force existant en elles et en vous?

L'influence de certaines personnes ne se fait-elle pas
sentir toujours et toujours : elles vous intimident, vous
paralysent entièrement, vous soutirant peu à peu toute
force de réaction, comme les pointes annulent l'électricité, à mesure qu'elle se développe dans une machine
électrique ; en leur présence, enfin, le cerveau se
vide; il n'y a plus de coordination dans les mouvements, dans l'allure.

Voici donc des phénomènes d'un ordre naturel, que
l'on ne peut nier et connus de tous : comment les
expliquer, sinon par l'existence d'une force quelconque
(que j'appellerai *fluide*) existant en nous et en dehors
de nous; dont l'échange, la combinaison donnent, d'un
être à un autre, naissance à ces modifications involontaires, ces impressions indéfinissables et pourtant
réelles?

Dans un autre monde essentiellement matériel,
entre des corps inertes à l'état normal, on obtient des
changements, dans leur manière d'être, sous l'*influence*
d'une force inappréciable; et l'existence d'un fluide est
admise comme cause, comme moteur de cette force
même.

Que dans le voisinage d'un corps électrisé, se

trouve un corps conducteur à l'état neutre, aussitôt ce
dernier se transforme et est électrisé lui-même, sous
l'influence du fluide qui se dégage du premier foyer
d'électricité. C'est ce que l'on appelle l'électrisation
par influence. Ce fait scientifique ne peut-il pas être
rapproché, au point de vue de l'influence en général,
du phénomène auquel j'ai fait allusion, comme sensation
dite *psychologique*, mais qui, d'abord, doit être simplement une impression physique ?

Donc, si ces phénomènes en partie inexplicables
qui se passent à certains moments en nous, êtres
vivants, sont acceptés ; si, dans un autre ordre, on en
produit artificiellement qui, quoique prenant naissance
dans un milieu bien différent, la matière, semblent
cependant pouvoir leur être assimilés, je ne vois pas
pourquoi l'on ne peut accepter que ces premiers
phénomènes, reconnus parfaitement réels, ne puissent
être artificiellement obtenus chez l'homme. Et cette
identité relative n'est-elle pas encore confirmée par
l'usage efficace, dans la pratique, des courants élec-
triques pour raviver un membre paralysé ou pour
simuler la vie dans un cadavre ?

Les effets étant presque identiques, leurs causes
doivent l'être aussi ; et par conséquent, l'impression
directement favorable ou non, produite par l'examinateur sur le magnétisé, doit être, quoi qu'on en ait
dit, mise en ligne de compte, l'existence d'un fluide
étant admise.

Je ne sais si je fais erreur ; mais mon raisonnement
me semble terre à terre, et je crois avoir ainsi démontré
que ce premier genre d'échecs fut dû à ce que l'on ne

suivit pas les conditions reconnues favorables à la
réussite des expériences, et que l'influence de l'entou-
rage expérimentateur eut réellement pour effet l'anni-
hilation, chez les sujets magnétiques, de leurs facultés
reconnues et constatées dans d'autres examens.
D'ailleurs, il n'est pas admissible que les docteurs
Berna, Pigeaire, Teste, si peu soucieux qu'ils fussent
de leur réputation, soient venus, de gaieté de cœur,
s'exposer au jugement sévère d'une Académie, s'ils
n'eussent été convaincus et parfaitement sûrs de
mener à bonne fin ce qu'ils avaient osé promettre.
C'est du bon sens le plus simple.

Aussi, je ne crains pas de le répéter avec de
Mirville, la lutte faite surtout à Berna offrit tous les
éléments d'un *assassinat scientifique* avec préméditation.
Le résultat en était fixé d'avance.

Quant au second échec, il ne peut rien prouver
contre l'existence du mâgnétisme animal : il s'est
trouvé une personne assez adroite pour capter la
confiance d'un magnétiseur peu expérimenté, et voilà
tout. Et pour preuve, c'est que le Dr Frappart, grâce
à son expérience, s'aperçut bien vite de la valeur du
sujet.

Insister sur ce fait me semble inutile.

Des travaux particuliers ont été écrits aussi contre
la question scientifique que je défends. Voyons, dans
le bien petit nombre que j'ai pu me procurer, si les
opinions qu'ils renferment sont invulnérables, grâce à

la sincérité de leurs auteurs et à la solidité inébranlable des arguments servant de base à ces appréciations.

M. Dechambre, dans un article remarquable par des recherches bibliographiques, qui prouvent chez l'auteur un désir sincère d'éclaircir définitivement la question du magnétisme, conclut à la négation et à l'abomination de ce système.

Il nie le magnétisme; et cependant en le lisant, on sent qu'il ne dit pas tout ce qu'il pense.

Dès le début de son article, on s'aperçoit bien vite, quoi qu'il en dise, que l'esprit qu'il apporte à son appréciation est tout de parti pris et arrêté d'avance. On comprend également que, comme d'autres confrères, sa critique s'adresse autant aux défenseurs du magnétisme qu'aux phénomènes eux-mêmes.

Qu'on en juge : « Nous le disons en commençant, » la question du mesmérisme, si l'on ne regardait qu'à » l'intérêt scientifique, pourrait être, selon nous, écartée » de ce dictionnaire, ou tout au moins n'y tenir qu'une » place extrêmement restreinte. Il ne faudrait pas » pourtant que cette déclaration, parce qu'elle est » préliminaire, fût considérée comme l'expression d'un » parti pris, comme une fin de non-recevoir, motivée » uniquement par des considérations philosophiques; » non; elle sort d'une conviction réfléchie et basée » tout à la fois sur la raison et sur l'expérience. » Sur les siennes propres, assurément?

Mais celles des autres; n'y aurait-il pas lieu d'en tenir compte et de les honorer d'un peu de confiance? Ce serait plus charitable, et surtout plus logique, je crois.

Vous voulez avoir raison, je vous l'accorde : et moi aussi, bien entendu.

Comment faire? Voyons donc.

Après avoir fait appel au souvenir de toutes les sectes des siècles derniers et avoir fait ressortir le ridicule et l'absurdité de leurs pratiques, qui aujourd'hui ne devraient être considérées que comme des exagérations de l'idée mère, et qui n'infirment nullement le point scientifique de la question, il fait la critique des œuvres et de la conduite de Mesmer.

Inutile de dire que, idées, principes, applications, tout y est traité avec le plus profond mépris; le style même en est tout parfumé.

Il en a mis partout.

Il veut bien cependant constater que Mesmer a été admis par l'électeur de Bavière, comme membre de l'Académie de Munich; ce qui permet de supposer que ce puissant de l'époque avait reconnu que tout, dans les théories de ce savant, n'était pas faux et absurde.

Ajoutons aussi, puisque M. Dechambre croit devoir l'omettre, que dans son dernier voyage à Paris (1793) Mesmer se trouva sur le passage de l'un de ses plus terribles adversaires, Bailly, ce martyr de la fureur populaire, et que, si on en croit l'histoire, seul au milieu de la populace, il eut le courage de se découvrir et de s'incliner respectueusement.

Cet homme, ce misérable, comme disent ses adversaires, comprenait cependant que la victime doit faire oublier l'ennemi : sentiment respectable, que l'on doit faire connaître, quand on voit un pareil acharnement à dévoiler chez un homme des défauts qui, hélas! sont trop communs à tous, sans tenir compte des qualités qu'il pouvait posséder. ·

Soutenir Mesmer dans tous ses actes n'est pas mon but : je connais assez son histoire pour ne le pas faire. Mais j'ai toujours compris que l'on doit rendre à César ce qui appartient à César ; et c'est ainsi que l'histoire critique devait s'écrire.

Quant au marché de son système, que Mesmer réussit à conclure, grâce aux efforts de ses partisans, notre auteur en parle dans des termes tels, que l'on est forcé de trouver drôle ce renouveau de pudeur, au xixe siècle surtout (1).

Puis, comme preuve ultérieure de la nullité et du peu de valeur du magnétisme, Dechambre est heureux, cela se sent, de faire connaître quelques insuccès : Portal non convaincu ; Bertholet devenu incrédule ; d'autres enfin, qui mouraient, sans l'avis de Mesmer, leur médecin. Ces derniers cas, réellement, sont d'autant plus frappants, que le critique semble oublier que de pareils accidents sont malheureusement trop communs dans la pratique médicale. Par conséquent, ils ne peuvent rien prouver absolument contre la valeur de la théorie Mesmérienne ; si surtout on tient compte du chiffre des malades traités *(huit mille)* que l'auteur nous fait connaître.

Vouloir prouver par des insuccès la non-existence du magnétisme et de ses effets utiles est un raison-

---

(1) Et ici qu'on ne trouve pas ma réflexion paradoxale, car c'est Réveillé-Parise qui me la fournit : ce savant ne divise-t-il pas l'histoire des médecins en trois périodes : hiéradique, érudite et industrielle ; c'est la nôtre. Elle se signale, dit-il, par un culte ardent, incessant, voué aux plaisirs et aux intérêts matériels, sauf quelques exceptions.

nement qui ne manque point d'originalité ; mais,
avouons-le, bien peu favorable à l'affirmation de l'utilité
et de l'infaillibilité de la pratique médicale. Tout le
monde assurément partagera mon avis.

Parlant de Deslong, devenu le disciple de Mesmer, et
de la peine disciplinaire dont le frappa l'Académie ([1]),
Dechambre a une phrase malheureuse qu'il aurait dû
supprimer de son article, à mon avis.

« Pour bien juger cette mesure, il ne faut pas perdre
» de vue le régime de solidarité qui faisait le fonds des
» institutions médicales de cette époque. »

Par conséquent, M. Dechambre se croit obligé de
féliciter ces confrères d'antan, de préférer les intérêts
de la corporation aux progrès de la science et à la
guérison des malades. Rien, alors, fût-ce de l'utile, ne
pouvait être innové si l'idée nouvelle venait écorner
les théories acquises et les profits de ces honorables
praticiens.

Au point de vue de l'égoïsme satisfait, cette façon
de procéder est assurément fort rationnelle, mais fort
peu admissible, scientifiquement et honnêtement
parlant.

Malgré tous ces déboires, Deslong n'en persista pas
moins dans ses opinions. (Ce pécheur endurci avait été
rayé du registre des docteurs-régents.)

Il paraît, ce qu'on pourrait trouver singulier, si ce
n'était si pénible à rappeler ([2]) : « Que la Faculté profita
» même bientôt de l'occasion pour appeler devant elle
» une trentaine de docteurs suspects, pour les obliger,

([1]) Voir brochure du Dr Espinouse, p. 20.
([2]) Dechambre, p. 146.

» sous peine aussi de radiation, à signer une déclaration
» par laquelle ils s'engageraient à ne jamais adhérer
» au magnétisme animal, ni par leurs écrits, ni par
» leur pratique (¹). »

(¹) Faire revivre une semblable autorité serait assez dans les goûts de quelques confrères, si j'en crois maint journal médical de Bordeaux, qui semble émettre le vœu de voir « imposer un code unique aux médecins ».

Cette idée est excellente et son application serait autant désirable pour les malades que pour les praticiens. Car ce jour-là, enfin, existerait en médecine une doctrine uniforme, qui rendrait cette science stable, sûre, dans son enseignement et dans sa pratique.

Mais malheureusement, aujourd'hui, l'application de ce projet n'est pas plus réalisable qu'en 1784 ; et ces paroles de Dubois ne sont, il faut le dire, que trop vraies : « La médecine en est encore à chercher sa » voie au milieu de la multitude de ses théories et des tâtonnements de » ses expériences. »

Cependant, certains réformateurs (c'est un titre qu'ils se donnent), hors desquels et sans lesquels il n'est plus de salut, voudraient encore imposer à des confrères une ligne de conduite. — Je le veux bien, étant partisan de toute réforme sérieuse et surtout utile. — Mais alors, qu'on nous donne les moyens de ne pouvoir pas avoir l'idée d'en suivre une autre que celle déjà désignée, tracée, pour ainsi dire, dans nos écoles.

Que l'on fasse en sorte par les modes d'études, qu'une fois livré à lui-même, le jeune docteur n'ait pas à se demander, pour se guider, quel est le maître qui a raison, quelle est la théorie la meilleure. — Qu'il ne soit pas forcé, s'il n'est pas partisan de l'aveugle αὐτὸς ἔφη, d'abandonner trop souvent, dans l'intérêt de ses malades et dans le sien propre, la plupart des théories scolastiques logées dans sa cervelle, pour se confier uniquement à son jugement personnel et à son bon sens médical.

Un court historique rendra encore mieux ma pensée et fera ressortir davantage le côté absurde et irrationnel de cette prétention toute pleine d'orgueil et d'absolutisme scientifique.

Il serait trop long de faire le tableau de ces nombreuses écoles qui, depuis Hippocrate, se sont succédé, renversant leurs devancières et imposant, chacune à leur tour, les idées et les théories des maîtres en renom d'alors. — Je me contenterai d'en rappeler le souvenir, me bornant à quelques faits, que tout le monde connaît.

Harvey (1628) découvre et affirme que le sang circule ; il en donne des preuves. — Les grands maîtres de l'époque, Primerose, Hoffmann, Gaspard, Rioland le combattent avec acharnement. — Les quolibets, les moqueries pleuvent sur ce savant. — Cette belle découverte vaut à Harvey la perte de la plupart de ses amis et de sa clientèle ; — tout le monde l'abandonna.

La vaccine, l'émétique, sont d'abord condamnées par la Faculté ; puis acceptées.

Raspail présente à Desfontaines, professeur de botanique au Muséum, son travail sur la formation de l'embryon dans les graminées et son essai de classification de cette famille ; ce savant tourna le dos à

Ces mesures étaient-elles légitimes? Peut-être. — Justes et honnêtes? Non !

Les théories et le système que soutenaient ces hommes n'avaient pas été entièrement condamnés; le phénomène en lui-même avait été reconnu, malgré eux, par les commissaires de 1784, et l'un des membres de cette commission, de Jussieu, avait écrit un rapport favorable au magnétisme, *malgré les instances de ses collègues et les menaces du ministre Breteuil.*

M. Dechambre même partage mon opinion, puisqu'il dit : « Les magnétiseurs, sans doute, se sont trop hâtés » de revendiquer à leur profit ce manifeste individuel; » mais il faut avouer aussi que leurs adversaires ne sont » guère plus autorisés à le faire tourner à leur profit.

» Quant aux faits de de Jussieu, on ne peut se refuser

Raspail, sans lui donner de réponse. — « L'Académie accorda peu » d'attention à ce système, qui est aujourd'hui passé à l'état de » certitude, qui assigna à son auteur, du premier coup, un rang » distingué dans les sciences et qui produisit une grande sensation en » Allemagne et parmi les savants de toutes les nations. » (*Littérature médicale*, 1878, n° 5.)

En anatomie, voyons, par exemple, les théories enseignées sur l'œil : — Il y a dans l'iris des veines très nombreuses, qui ne peuvent pas être injectées, dit M. Sappey; — On les injecte avec la plus grande facilité, dit M. Rouget. — Ces veines se jettent, selon M. Sappey, dans un prétendu canal veineux qui entourerait l'iris, et nullement dans les veines choroïdiennes. — M. Rouget affirme que *toutes* les veines de l'iris se jettent dans les veines choroïdiennes (*Anatomie du Dr Fort*, p. 1064).

Pour le canal de Fontana, même incertitude : Sappey prétend que les canaux de Fontana, d'Hovius et de Schlemm ne sont qu'un seul et même canal. — MM. Rouget et Giraldès n'acceptent pas une pareille confusion. — Le canal d'Hovius, pour ces derniers, n'existerait pas chez l'homme.

Certains auteurs, Béclard, Longet, Richet, etc., admettent deux chambres dans l'œil; pour Rouget, Giraldès, Fort, etc., il n'en existe qu'une. — Qui a raison? Je ne sais! Attendons l'émission du code désiré, et espérons qu'il tranchera la question.

Au début de mes études, la thoracentèse faisait beaucoup de bruit; la pleurésie, avec ses conséquences fâcheuses, n'était plus possible. — Pendant longtemps, j'ai cru à cette conquête de la thérapeutique

» à reconnaître que plusieurs sont en contradiction avec
» les conclusions du rapport. »

Je tiens à faire remarquer que c'est Dechambre qui
s'exprime ainsi, lui qui regarde la question du
magnétisme comme indigne des honneurs de son
dictionnaire. — Je ne le lui fais pas dire : c'est textuel.
page 155 (¹). Il y croit donc un tout petit peu.

Aussi mauvais que vous semble un livre, lisez-le :
vous y trouverez toujours quelque chose de bon, a
dit, je crois, Sénèque.

Aussi mauvais, dirai-je, en m'appliquant cette
citation, que paraisse un système, c'est un devoir pour
la science de l'analyser, de l'examiner, car on y
trouvera toujours une idée bonne, qui, cultivée et
développée, peut donner des fruits inattendus.

aussi, quel n'a pas été mon étonnement, en lisant dans un journal
médical * que la statistique permet de se demander si l'accroissement
de mortalité dans les cas de pleurésie, constaté depuis quelques années,
ne serait pas dû au traitement par la thoracentèse trop souvent employé?

De l'emploi de la morphine dans les injections hypodermiques, n'en
est-il pas de même aussi?

Après avoir vu s'élever en sa faveur un concert d'éloges et d'admiration, on voit en ce moment cette médication discréditée, grâce à
l'intervention de modestes praticiens qui ont osé révéler des résultats
inattendus de l'action prolongée de cet agent thérapeutique. —
« Aujourd'hui, dit M. J. Cyrnos **, les faits les plus évidents, les
» expérimentations les plus variées, apportent un contingent *formidable*
» de preuves pour démontrer les *dangers* de sa pratique. »

Pour mon compte, j'en connais trois cas, qui depuis longtemps ont
refroidi mon enthousiasme pour l'emploi de ce médicament, comme
injections sous-cutanées surtout.

Combien de faits analogues n'aurais-je pas à citer encore ! — Mais ce
petit nombre suffira assurément pour faire toucher du doigt le côté
absurde d'une pareille proposition : Imposer un code médical aux
praticiens, légalement titrés.

Avant de nous l'imposer, trouvez donc les moyens de nous désigner
une ligne de conduite, dont vous serez sûrs vous-mêmes,   ormateurs
incompris!

(¹) *Dictionnaire des Sciences médicales.*

* *Bordeaux médical*, nᵒˢ 3-6.
** *Littérature médicale*, page 511, nᵒ 19 (1878).

C'est ce que voulaient assurément faire les partisans de Mesmer, et en cela c'était non-seulement leur droit, mais encore leur devoir d'hommes de science.

A la page 154, nous trouvons encore une preuve de la croyance *involontaire* de M. Dechambre au magnétisme : après avoir décrit le mécanisme de la production de l'état magnétique et fait entrevoir le côté immoral que les commissaires avaient constaté, il dit : « Les » faits n'ont que trop justifié ces appréhensions. Les » tribunaux ont eu à prononcer sur des cas de viol » *accomplis pendant le sommeil magnétique.* »

Il existe donc, ce phénomène : allons, un peu de bonne volonté, avouons-le !

M. Dechambre passe ensuite en revue les expériences de Puységur, Pettetin, etc., cell e la Commission académique de 1831 et celles de 1837, dont j'ai déjà parlé.

Comme on l'a vu, les conclusions de 1831 furent favorables au magnétisme. Celles de 1837, au contraire, semblèrent l'avoir définitivement détruit.

Puis il fait l'exposé et la critique des différentes théories émises, jusqu'à nos jours, sur le magnétisme. Il serait trop long d'y suivre l'auteur qui, comme on doit s'y attendre, y déploie une érudition des plus belles et des plus remarquables.

Quand on songe au peu de sympathie qu'il a témoigné pour ce sujet scientifique, on est forcé de lui reconnaître encore plus de mérite de toutes ces recherches.

Arrivons enfin à une époque plus rapprochée de nous : M. Dechambre, parlant des expériences de

Ricard, du Dr Frappart, etc., démolit peu à peu tout
ce qui en a été dit. — Il affirme même avoir fait, lui
aussi, des expériences analogues et avoir entièrement
réussi à reconnaître des objets à travers des bandeaux
ou des appareils d'occlusion (¹).

M. Dechambre l'affirmant, je ne puis que le croire,
par politesse : ce que je constate tous les jours ne
m'en permettant pas davantage.

Quant à l'emploi du somnambulisme comme
application dans le diagnostic, M. Dechambre le nie
formellement, et à l'appui de son dire, autant qu'à
titre de renseignements au lecteur, pour le garer de
l'exploitation et de la supercherie, — ce dont je me
permets de le féliciter, — il nous fait connaître
quelques détails dignes d'être rapportés et qui prouvent
combien sont peu sérieuses et fort discutables les
objections faites à l'étude du magnétisme.

La volonté, nous dit-il (²), peut avoir pour effets
sur l'organisme un dérangement immédiat de la
circulation, plus prononcé et plus sérieux que ceux
qui ont été signalés par les somnambules.

Un élève de la Faculté de médecine de Montpellier
cité par le professeur G. Tourdes, a le pouvoir de
suspendre pendant assez longtemps les battements de
son cœur, et l'on sait que l'un des savants rédacteurs
de ce dictionnaire, M. Potain, obtient aisément chez

(¹) En présence d'une pareille affirmation, qu'il me soit permis, dans
l'intérêt de la cause, de témoigner le regret de ne pas trouver
M. Dechambre à l'Académie en 1837, quand Berna fit sa proposition;
car c'était pour cet adversaire la meilleure occasion d'élucider
définitivement la question du magnétisme et de faire le bonheur des
buréaux de bienfaisance de sa paroisse, en leur gagnant les 50,000 fr.
offerts par le Dr Berna. Ç'a été fort regrettable.

(²) *Dictionnaire encyclopédique*, p. 193.

lui et explique très physiologiquement le dédoublement
des bruits cardiaques.

Mais Dechambre se garde bien de parler des
modifications réglées, volontaires, obtenues sous l'effet
du fluide magnétique dans la marche du pouls
normal, modifications qui se manifestent toutes les
fois que le somnambule est en contact avec un malade
ayant de la fièvre, ou avec son rapport ([1]). — C'est ce
que je vois tous les jours, sans avoir jamais encore
commis une erreur.

Il y a longtemps déjà, ce phénomène a été constaté
par Gassner, qui, rapporte Foissac, « avait le pouvoir
» de faire varier à volonté le pouls de ses malades : il
» le rendait petit, grand, fort, faible, lent, accéléré,
» irrégulier, intermittent, enfin tel que les médecins
» qui étaient présents le demandaient. »

Depuis, cette expérience a été faite des milliers de
fois et toujours réussie ([2]). Le somnambule est dans
l'état magnétique; on compte le nombre de pulsations
existant; il n'y a point d'anomalie, les deux pouls sont
isochrones et donnent 72, 74 pulsations à la minute.
On fait des passes contraires, sur le côté droit, par
exemple, le débarrassant ainsi d'une certaine quantité
de fluide, et on charge d'autant le côté gauche.

Que l'on examine alors les deux pouls et on
constatera ce fait indéniable et dans lequel je défie
de trouver autre chose qu'un phénomène physiologique
et non de la *fraude* (expression qui vous est si chère);
on constatera, dis-je, que si le pouls droit est tombé à

([1]) Voir, p. 105, ce qu'on entend par le mot *rapport*.
([2]) Rostan a constaté aussi ce phénomène. Voir page 108.

40, le pouls gauche sera monté d'autant. — Ce fait, je l'ai observé bien souvent moi-même; et, chaque fois que Calixte, se touchant le pouls, m'annonce l'existence de la fièvre, jamais les personnes présentes n'ont démenti son affirmation.

Il faut donc accepter que, sous l'effet du contact avec le rapport, porteur médiat du fluide, il sent se produire une modification dans l'état normal de son pouls. Je rappelle l'observation citée plus loin (Obs. 18), seul cas où, le malade présent, j'ai pu par moi-même reconnaître cette fièvre nerveuse due à la préoccupation de l'opération proposée. — Le confrère lui-même avait signalé cet état fébrile.

Entre des faits de ce genre et les anomalies que M. Dechambre est heureux de citer, il y a une différence marquée, je crois. — Et, comme l'a dit Husson (1), ce n'est pas dans les aberrations que l'on doit chercher la règle de sa conduite, autant vaudrait nous présenter la figure d'un monstre pour nous prouver qu'aucune figure humaine ne comporte la régularité.

« Défiez-vous aussi, ajoute Dechambre, des gestes, » des paroles, du moindre bruit de la gorge, de la part » du maître ou de l'élève; » car il a vu, paraît-il, un somnambule et son magnétiseur établir leur correspondance par des bruits nasaux et gutturaux.

A ces quelques détails intéressants, j'ajouterai une des observations rapportées dans le même article : je tiens à la faire connaître aux habitués de mon cabinet. Ce sera pour ceux qui depuis vingt ou vingt-cinq ans

(1) Rapport à l'Académie, 1831.

voient et connaissent ce qui s'y passe, la preuve de l'exactitude *loyale* dont on use parfois dans les discussions médicales.

Je les vois déjà pris d'un fou-rire à la simple lecture de cette bluette médicale [1] :

« Un enfant d'une quinzaine d'années était atteint
» d'une manie chronique avec des périodes d'excitation.
» Il portait de plus, à l'insu de tout le monde, excepté
» de sa mère et d'une femme de chambre, une déviation
» commençante de la colonne vertébrale, ou plutôt une
» légère exagération de la courbure dorsale. Calixte
» était en ce moment le grand devin de Paris ; il venait
» d'accomplir nous ne savons plus quelle prouesse
» dont les journaux avaient retenti. Les parents se
» décidèrent à le consulter. Ils lui portèrent le bonnet
» de nuit de l'enfant. Le somnambule, au contact
» du bonnet, s'agite, et presque aussitôt : « *Mais cet*
» *enfant a la tête dérangée ! Et puis, que vois-je ? il*
» *a une épaule plus grosse que l'autre, sa colonne*
» *vertébrale n'est pas droite. Il lui faut un corset.* » Les
» consultants sortent en proie à la stupéfaction. En
» effet, que l'épreuve en reste là : elle est décisive.
» Mais j'apprends que les parents se sont rendus chez
» le somnambule dans leur calèche, avec un valet de
» pied ; que, de plus, ils ont dû attendre la consultation
» pendant plus d'une heure, quoique le salon d'attente
» fût vide. A quinze jours de là, je les prie d'envoyer
» en fiacre chez le même somnambule, avec le bonnet
» porté par l'enfant les nuits précédentes, une personne

---

[1] Je suis autorisé par Calixte lui-même à nier formellement la fidélité de ce fait.

» de confiance, qui déclarerait dès son arrivée ne pouvoir
» attendre plus d'une demi-heure et ne prononcerait pas
» une seule parole dans le salon, fût-elle seule.

» Tout se passa comme il avait été dit, et la seconde
» consultation ne fut qu'une divagation ridicule. Ai-je
» besoin de prouver que la femme de chambre avait
» instruit le cocher; le cocher, le domestique du
» somnambule; ce domestique son maître? Non! quand
» le somnambule est mis dans l'impossibilité de rien
» apprendre, il ne devine rien. C'est ce que l'on voulait
» savoir (¹). »

Pour contrebalancer, si faire est possible, ce que
Dechambre vient de raconter et qu'il affirme, j'offre
non pas une observation, avec des clients à calèches
spécialement, mais bien cent cinquante, recueillies par
moi dans toutes les classes de la société, et dont
j'atteste, *sans craindre de démenti,* l'authenticité la plus
formelle.

Voici donc, outre ses expériences personnelles, les
observations *sérieuses, inattaquables* et *indéniables* sur
lesquelles Dechambre a établi, on peut le dire, une
diatribe anti-magnétique, que consultent les ignorants
(en magnétisme s'entend), et que s'empressent d'invo-

(¹) Si j'en crois quelques clients, certains confrères expliqueraient
encore mieux que Dechambre les phénomènes magnétiques et les
réussites comme diagnostics à distance, opérées par moi, grâce
aux soi-disant facultés de Calixte. — Nous aurions, paraît-il, des
commissionnaires, des commis-voyageurs, qui parcourraient villes et
campagnes, s'informant des malades et de leurs maladies. — Puis, ces
renseignements nous seraient adressés : et voilà par quel moyen (très
simple, comme on voit), Calixte parviendrait à me fournir les détails
utiles à l'établissement de mon diagnostic, qui, fort souvent, est
l'opposé des opinions de mon confrère sur son malade, et naturellement
les résultats aussi, heureusement pour ce dernier.

Que d'imagination il faut avoir pour enfanter de telles idées!...

quer et d'accepter sans restrictions, comme une planche
de salut (grâce à la valeur de la signature) ceux qui
veulent, malgré tout, nier le phénomène du magnétisme
animal.

Les premières, je ne puis que les accepter, ne
m'étant jamais occupé encore de cette science, dans ce
sens physiologique. — Mais les autres, je les nie
formellement, non pas comme faits privés, mais comme
particularités, que l'on se croit en droit de prendre
pour point de départ d'une théorie générale, tendant à
démontrer la conduite peu scientifique et malhonnête
des médecins magnétiseurs, avec la prétention de
peindre le tableau exact et véridique de ce qui se passe
et se fait habituellement dans les cabinets médicaux, où
le somnambulisme est la base des consultations.

Maintenant, c'est au simple bon sens que je
m'adresse : Est-il admissible, là franchement, que dans
un cabinet médical, où chaque jour trente malades
(c'est la moyenne) viennent consulter, il soit possible
(dignité à part) de pouvoir mettre en pratique le
système découvert par Dechambre : renseignements
fournis par les domestiques, par des compères, etc. [1]?
Des trouvailles de cette valeur se gardent dans les
notes. Quant à moi, je ne crains pas de l'avouer, je
n'aurais pas osé les écrire, de crainte que mes lecteurs
ne me trouvassent par trop naïf.

Si cependant ce moyen, qu'affirme l'auteur, est
réellement employé, comment se fait-il, que depuis
trente ans environ qu'existe le cabinet, que je tiens à

[1] C'est de mon cabinet de la rue d'Ornano que je veux parler, bien
entendu, et pour lequel je ne crains aucune critique sérieuse.

honneur de défendre aujourd'hui, et où grâce aux
facultés extraordinaires du même Calixte, on obtient
des résultats inattendus et en dehors de toute théorie
médicale scolastique ; comment se fait-il, dis-je, qu'il
ne se soit pas trouvé un *policier médical* assez attentif
et assez fin pour démontrer *de facto* l'emploi de ce
mode grossier, et venir ainsi ouvrir les yeux à ce tas
d'imbéciles (comme on les nomme dans certaines
sphères savantes) qui viennent, chaque jour, y chercher
et y trouver souvent, sachez-le bien, ce que les représentants légaux de la science ont avoué ne pouvoir
leur donner?

Je croyais à la bêtise humaine ; Jules Noriac et
Balzac en étaient pour moi les peintres les plus
complets et les plus fidèles. — Je n'aurais jamais cru
assurément qu'on pût ajouter aux tableaux si remarquables que ces maîtres en ont fait.

Mais puisque M. Dechambre ne croit pas au magnétisme ; puisqu'il n'a jamais constaté « *qu'une évidente*
» *supercherie,* qui se *trahit à chaque instant dans*
» *toutes les expériences* », pourquoi nous dit-il (p. 199) :
« *Mais quoi ! les procédés réputés magnétiques, l'expression*
» *muette d'une volonté intense, le regard, l'attouchement,*
» *les passes, etc., sont-ils absolument incapables d'aucun*
» *effet sur l'organisme humain? Nous n'allons pas*
» *jusque-là.* — *La philosophie de l'histoire pourrait*
» *protester contre l'opinion qui partagerait entre*
» *l'illusion et la fraude, la totalité des faits inscrits dans*
» *les annales du magnétisme.* »

Il est donc des faits réels et parfaitement vrais?

Puis, comparant les phénomènes du sommeil à ceux

du noctambulisme, il dit (p. 200) : « *Mais à se renfermer*
» *dans le domaine des faits incontestables et incontestés,*
» *il reste certain que si l'on scrute les facultés perceptives*
» *et intellectuelles de l'homme, ainsi que sa volonté, en*
» *passant successivement de l'état de veille à l'état de*
» *sommeil, du sommeil au noctambulisme et à l'extase,*
» *on peut y retrouver les éléments principaux et une*
» *explication disponible des faits du mesmérisme.* »

Ces derniers, pouvant s'expliquer, doivent exister
alors? Le mesmérisme n'est donc pas entièrement une
utopie et simplement le double produit de l'illusion et
de la supercherie?

L'auteur, il est vrai, trouve que dans cette comparaison *on dépasse de beaucoup le champ légitime de la
déduction analogique.* — Le pense-t-il sincèrement?
Non. — Car il semble vouloir pallier cette dernière
restriction en ajoutant (p. 206) : « Nous avons dit
» pourtant que tout n'était pas supercherie ou illusion
» dans le magnétisme. — Oui, la fascination, qu'on
» attribuait autrefois à la transmission, qui de nos jours
» appartient au domaine de l'imagination; la fascina-
» tion, quel qu'en soit le mode causal, *est un fait qu'on
» ne saurait contester.* En termes plus généraux, nous
» dirons volontiers avec Laplace : « Nous sommes si
» éloignés de connaître tous les agents de la nature et
» leurs divers modes d'action, qu'il serait peu philoso-
» phique de nier l'existence des phénomènes, uniquement
» parce qu'ils sont inexplicables dans l'état actuel de
» nos connaissances. »

Pourquoi nier alors et surtout insulter? Quand je
me suis permis d'avancer que M. Dechambre ne rendait

pas exactement le fond de sa pensée et de ses convictions, ce n'était pas, comme on le voit, sans raisons valables.

Tout, en effet, dans cet article, respire l'incertitude; et en l'analysant attentivement, on serait en droit de trouver dans l'auteur (c'est du moins mon impression personnelle) un partisan imparfaitement convaincu plutôt qu'un véritable adversaire du magnétisme.

Mais, pour cela, il faut lire l'article en entier et ne pas se contenter du commencement et de la fin; car Dechambre semble avoir calculé et compris, que pour la plupart des lecteurs, à l'égard d'une question si délaissée, très souvent il en sera comme pour certains romans, que nous parcourons avant d'éteindre la bougie, nous contentant du récit des premières pages pour passer bien vite au dernier chapitre et savoir si le héros de l'historiette est récompensé ou puni.

Voilà pourquoi je n'ai pas été étonné, après des restrictions aussi sincèrement faites à son système de dénégation, de voir l'auteur terminer cet article comme il l'avait commencé : par une négation formelle, enguirlandée de l'ornement sacramentel (ne l'oublions pas), l'insulte aux partisans de cette branche scientifique.

Cette conclusion, la voici : les expressions méritent d'être soulignées, car elles sont du meilleur choix. — L'auteur n'a eu qu'un tort, c'est de ne pas songer que d'un seul coup il atteignait des hommes qui se nomment Rostan, Orfila, J. Cloquet, Lacordaire, etc..., dont les appréciations peuvent être préférées aux siennes, sans qu'il y trouve matière à être blessé.

« Quant à toutes les propriétés et facultés extraordi-

» naires, dit-il (page 207), dont on a doté les somnam-
» bules et qu'il est inutile de rappeler, nous attendons
» sans impatience ni préoccupation qu'on en démontre
» mieux l'existence, et nous les considérons, jusqu'à
» nouvel ordre, comme un double produit de *l'illusion*
» *et de la supercherie.* »

Et comme dernier coup décisif porté à la science de
Mesmer, il termine par cette conclusion RADICALE :

« *Le magnétisme n'existe pas !* »

Cette conclusion radicale..., un peu trop même,
est-elle rationnelle? Non, puisqu'elle n'est pas en
rapport direct avec toutes les raisons invoquées, qui
lui servent de base. — Le critique dit *oui* par-ci et *non*
par-là, nous l'avons vu, — et il conclut par la négative.
— Or, à mon humble avis, dans une question aussi
sérieuse et posée d'une façon aussi magistrale, le
rationalisme devait être la seule ligne de conduite à
suivre.

En outre, cette façon de conclure et d'affirmer
est-elle digne de son auteur et de l'ouvrage qui
renferme cet article? — Non encore!

Car, plus un auteur a de valeur, plus son ouvrage
est apprécié, consulté, et plus ce que dit l'un et
renferme l'autre doit être sérieux, inattaquable; puisque
c'est là que dans les questions difficiles et peu connues
chacun va puiser, chercher une solution et une conviction définitives; la plupart du temps aveuglément, le
maître devant prononcer.

M. Dechambre a donc eu tort de conclure ainsi, lui
dont le nom est connu de nous tous comme rappelant

un maître, et dont le dictionnaire tient une place
honorable dans toutes les bibliothèques sérieuses. Or
dans la question qui nous occupe, le lecteur et le
chercheur ne peuvent qu'être induits en erreur s'ils se
contentent des conclusions de l'article qui, je l'ai déjà
dit, ne peuvent être considérées comme l'expression
exacte de l'opinion de son auteur, sur le magnétisme
et ses effets.

La différence existant dans les conclusions de
Dechambre et celles de M. Peisse qui, nous dit-il
(p. 194), collabora à ses expériences personnelles, est
encore une raison de plus venant à l'appui de mon
appréciation. Je cite textuellement le Dr Peisse :

« Notre position à l'égard du magnétisme animal
» est connue, dit-il. Depuis plusieurs années, notre
» profession de foi scientifique n'a pas varié. Nous
» avons toujours soutenu et nous soutenons encore
» aujourd'hui ces trois choses : 1° qu'il n'existe aucune
» raison légitime de nier à priori la possibilité des
» phénomènes dits somnambuliques, racontés par les
» magnétiseurs; 2° que non seulement ces phénomènes
» ne pourraient pas être démontrés impossibles à priori,
» mais que leur possibilité et même (pour quelques-uns)
» leur probabilité peut être affirmée en vertu de leur
» analogie plus ou moins éloignée avec d'autres
» phénomènes physiques et pathologiques déjà constatés
» et universellement acceptés par la science; 3° que
» toute la question sur ces phénomènes se réduit à une
» question de fait, question qui, comme toutes celles
» de la même nature et dans toutes les branches des
» connaissances humaines, ne peut être résolue que

» par l'observation directe; mais en déclarant en même
» temps que jusqu'ici aucune de nos expériences
» personnelles ne nous autorisait à affirmer la réalité
» de tel ou tel de ces phénomènes. »

Comme on le voit, le Dr Peisse est loin de nier
totalement l'existence du magnétisme.

D'où peut donc provenir cette diversité de jugement
puisque les phénomènes étudiés sont les mêmes pour
ces deux savants, sinon de la différence de leurs idées
préconçues à l'égard du magnétisme? Je n'en vois pas
d'autre à invoquer.

M. Dechambre, par conséquent, et quoi qu'il en dise,
a apporté dans son article un esprit de parti pris et
formulé une appréciation nullement basée sur la raison
et l'expérience, puisqu'il dit *non* là où son collabora-
teur se contente d'un *peut-être*. — Ce qui n'est pas
logique : — car un fait est un fait; il est ou il n'est pas.

Au moment de terminer cette trop longue critique,
je rappellerai qu'en débutant M. Dechambre dit que si
l'on ne regardait que l'intérêt scientifique, la question
du magnétisme pourrait être écartée de son dictionnaire. Je suis heureux, je l'avoue, de partager
entièrement son idée et de répéter qu'en effet il
vaudrait beaucoup mieux que cet ouvrage fût privé
d'un article qui, je crois l'avoir fait sentir, ne sert qu'à
propager et à soutenir une erreur scientifique, et, sous
les dehors d'un déploiement d'érudition qu'il est
fâcheux de voir si faussement employé, n'arrive qu'à
cette conclusion : *le magnétisme n'existe pas,* quand
presque tout ce que raconte l'auteur crie : *le magnétisme existe.*

C'est là ce que je voulais surtout faire avouer à
l'auteur lui-même.

Le docteur Bertrand, après avoir été un des plus
chauds défenseurs du magnétisme, et avoir fait des
cours très suivis, à la Société académique des Sciences
rue Saint-Honoré, à l'Oratoire, changea d'opinion et
écrivit son travail sur le Magnétisme animal de France
(Paris, 1826) pour prouver que le magnétisme était
une chimère.

Mais, comment s'expliquer cette conduite, quand on
a souvenance de ses débuts dans l'étude de cette
science, et quand on met en parallèle ces écrits
contradictoires avec sa conduite dans la pratique
médicale? En effet, le Dr Foissac nous fait savoir [1] :
«Tandis que dans ses ouvrages il tâchait (Bertrand)
» d'accumuler des preuves à l'appui de son système
» (de dénégation), il se comportait dans la pratique
» comme un homme pleinement convaincu de l'efficacité
» et de la réalité du somnambulisme ; il disait même
» que c'était le remède par excellence de presque
» toutes les maladies nerveuses; et dans les cas si
» nombreux où le diagnostic médical se trouvait en
» défaut, il ne se contentait pas de l'emploi du
» magnétisme, il cherchait encore à s'éclairer de l'avis
» des somnambules. »

La raison de cette conduite contradictoire nous est

[1] Foissac, p. 259.

donnée par Dupotet ([1]); elle est facile à comprendre et à accepter.

Le Dr Bertrand, dit-il, retourna à la médecine faute de trouver un appui chez les hommes, qu'il voulait servir par son beau talent. — Ou d'une façon moins imagée, il faut croire que, malgré le beau de la théorie, la clientèle n'abondait pas, et il fallait vivre.

Trop vraie, hélas ! est-elle cette idée ! Que de splendides renommées, dont la cause principale, et quelquefois l'unique, c'est d'avoir eu 20,000 francs de rentes en débutant... On peut alors patienter et défendre ses théories.

Aussi est-il permis de ne pas prendre au sérieux, comme l'ont fait les anti-magnétistes, ce semblant de désaveu de la part du Dr Bertrand.

M. le baron Larrey, après la communication du cas de Mme Plantin ([2]), par Jules Cloquet, à l'Académie de Médecine, section de chirurgie (séance du 16 avril 1839), traita le magnétisme de jonglerie, et Mme Plantain de commère des somnambuliseurs.

De telles expressions, comme le dit le Dr Foissac, montrent à quel point les préventions peuvent égarer les hommes les plus instruits.

Elles étonnent d'autant plus quand elles appartien-

([1]) *Journal de magnétisme*, 1849, n° 101, p. 520.

([2]) Mme Plantin, âgée de soixante-quatre ans, demeurant rue Saint-Denis, n° 151, Paris, consulta M. J. Cloquet le 8 avril 1829, pour un cancer ulcéré qu'elle portait au sein droit. — M. Chapelain, son médecin, n'avait obtenu aucun résultat du magnétisme comme traitement curatif. — Il proposa à son confrère de l'opérer, pendant qu'elle serait plongée dans le sommeil magnétique, l'opération ayant été jugée indispensable. Le 12 avril, l'opération eut lieu, cette malade ayant été mise dans le sommeil magnétique par M. Chapelain. — La durée de l'opération fut de 10 à 12 minutes : la malade ne manifesta aucune douleur.

nent à un homme de la valeur du grand chirurgien du premier Empire, pour qui, cependant, ce n'était pas la première occasion d'entendre parler des résultats merveilleux obtenus par l'application du magnétisme dans des cas désespérés.

Croyons-en le fait suivant, dû à M. de Puységur (¹), et concernant un soldat réformé comme incurable en 1822, d'après les certificats de six médecins et chirurgiens, appuyés de l'autorité de Larrey.

Un fait aussi remarquable aurait dû donner à réfléchir à ce grand praticien, avant de prononcer des paroles qui assurément ne pouvaient être l'expression de sa pensée.

D'autres maîtres, qui auraient pu sans crainte se mesurer avec Larrey, sont fort loin de partager son opinion sur le magnétisme et les magnétiseurs.

Oudet a raconté aussi à l'Académie un fait absolument du même genre que celui de J. Cloquet; plus tard les célèbres chirurgiens anglais, MM. Tropham et Elliotson, ont fait connaître les relations d'opérations analogues. — Des chirurgiens de Cherbourg ont écrit trois rapports semblables, signés par toutes les autorités scientifiques de cette ville.

Le professeur Andral dit dans sa *Pathologie* (t. III,

(¹) Vers la fin d'octobre 1821, le nommé Blanchard, soldat au 3ᵉ escadron de lanciers de la Garde Royale, fut envoyé de Compiègne à l'Hôpital militaire du Gros-Caillou, à Paris. Il était « atteint d'ulcères » fistuleux au pied droit, avec tuméfaction du tissu cellulaire, et » altération des parties fibreuses qui entourent cette articulation, ainsi » que des os du tarse. » Le baron Larrey mit plusieurs fois en question l'amputation de la jambe; le malade s'y refusa. M. de Puységur obtint à ce malade un congé de convalescence et l'amena à Buzancy. Soumis au traitement du magnétisme par M. de Puységur, ce malade était parfaitement guéri le 15 octobre 1822, et il entrait au service de Mᵐᵉ la marquise de Puységur (rue Saint-Guillaume, nᵒ 34, fg Saint-Germain).

p. 178) : « J'affirme que sous l'influence de certaines
» manœuvres magnétiques par lesquelles un individu
» peut devenir somnambule, il perd toute sensibilité. »

Et enfin, Lisfranc affirme ce phénomène dans une
leçon de clinique faite à la Pitié, en parlant des
souffrances atroces qui, malgré des médications de
toutes sortes, désespèrent les malades atteintes de
maladies de matrice.

« Le médecin, dit-il, qui croit avoir épuisé toutes
» les ressources de l'art, est alors forcé de rester
» spectateur de scènes déchirantes, dont la fin est
» indéterminée ; cependant, il est encore un moyen
» puissant auquel *vous devez nécessairement recourir :*
» *c'est le magnétisme.* Loin de moi d'admettre les
» rêveries des magnétiseurs ! *Mais il est certain que les*
» *effets produits par le magnétisme sur le système nerveux*
» *des femmes, dont nous nous occupons, peuvent être*
» *extraordinairement salutaires ; je m'en suis convaincu*
» *un grand nombre de fois ; j'ai vu disparaître les*
» *douleurs comme par enchantement, pour ainsi dire.* »
(Lisfranc.)

MM. les Drs Mauriac et Verdalle (de Bordeaux),
dans un travail sur l'extase (¹), disent (p. 50) : « Les
» phénomènes magnétiques sont aussi réels que ceux
» de l'extase et procèdent du même principe. »

Cette affirmation, émise par ces jeunes savants, m'a
vivement surpris. — Assurément, j'étais bien loin

(¹) *Étude médicale sur l'Extatique de Fontet,* broch. in-8°, 1875.

(personnellement) de m'attendre à un pareil aveu de leur part.

Pour eux aussi, le magnétisme est donc un fait réel. — Quant à ses effets et à son application, MM. Mauriac et Verdalle ne veulent pas en entendre parler. — Cela se comprend.

Comme étude psychologique, comme distraction scientifique, ils daignent l'accepter; mais il faut laisser de côté, et bien vite, toutes ces balivernes données comme effets surprenants et surtout utiles : tout cela est bon pour le vulgaire obscur, taillable et corvéable à merci : Mais pour des savants..... fi donc!

Cette opinion est d'autant meilleure que, si on en croit ces deux auteurs, *aucun médecin sérieux n'a jamais pu constater ce phénomène.*

Et moi, qui naïvement prenais pour des hommes sérieux Rostan, Jules Cloquet, Orfila, Cuvier, Brierre de Boismont, Husson, Lordat, Laplace, Lacordaire, etc.

Décidément, il est donc vrai qu'on apprend toujours quelque chose en vieillissant. Mais, heureusement, on n'est pas toujours forcé de le retenir : ne serait-ce pas là le cas, ou jamais?

Tout en avouant humblement mon erreur, et soit dit sans offenser ces auteurs éminents, têtu je suis, et têtu je resterai. — Malgré tout, je continuerai à donner la préférence à l'opinion de *ces hommes, si peu sérieux et si peu connus.* — Je suis convaincu de n'y pas perdre.

MM. Mauriac et Verdalle, ainsi que Vorepière (*Dictionnaire,* art. *Zoomagnétisme*), acceptent certains phénomènes magnétiques; mais ce qu'ils n'admettent

pas surtout, c'est la vision sans le secours des yeux et
la transposition des sens. Pour eux, l'existence d'un
fluide spécial n'est que pure invention.

Comment expliquer alors, si ce fluide n'existe pas,
les faits que je rapporte *et qui sont de la plus rigoureuse
exactitude?*

Je voudrais bien savoir aussi quelle explication ces
auteurs donnent des phénomènes qui constituent le
rêve, le souvenir?

L'organe de la vision entre-t-il pour quelque chose
dans le rêve?

Le peintre en use-t-il, quand il reproduit de tête
— comme on dit vulgairement, — par souvenir enfin, le
tableau d'un paysage, d'une habitation, qu'il a vus dans
ses voyages?

Ce souvenir, si vague qu'il soit, ne peut-il pas
l'agrandir, le rendre très net, par une contention de
la pensée, sorte d'hypnotisme interne, due, je le crois
du moins, à une congestion passagère des centres
nerveux; celle-ci, en exagérant leurs facultés, leur
vitalité, n'augmente-t-elle pas, ne fait-elle pas boursou-
fler, pour ainsi dire, ces empreintes légères, laissées
dans la masse cérébrale, et n'en fait-elle pas ressortir
les moindres détails, comme le vernis, sur une toile
ébauchée, rend saillantes les plus petites lignes, les
ombres les moins marquées?

Si le phénomène de la vision, sans l'aide des yeux,
existe à l'état naturel, pourquoi sa production ne
serait-elle pas possible, chez certaines natures, sous
l'effet d'influences extérieures?

La science accepte bien la transformation en aimants,

de l'acier par les passes de l'aimantation et du fer doux sous l'influence d'un courant; par cette même influence est facilement obtenue aussi la division d'un corps et la *transposition* de chacune de ses molécules élémentaires à des points opposés et toujours les mêmes, selon l'état chimique auquel elles appartiennent. Ainsi, dans la décomposition d'un sel par la pile électrique, la base se porte au pôle négatif et l'acide au pôle positif de cette pile. — Pourquoi? je ne sais. — Mais ce fait est, et se produit toujours ainsi. — Or, je ne vois rien qui soit plus inadmissible dans un cas que dans l'autre; dans l'un, est provoquée, chez un être qui vit, une augmentation de vitalité; dans le second, est développée, dans une matière inerte, une force impondérable, toute latente en l'état normal et qui, mise en action, produit des effets aussi surprenants assurément que ceux niés par ces auteurs. — Si ce dernier phénomène est vrai et reconnu, pourquoi nier si formellement l'autre?

Ce rapprochement me semble acceptable. La négation de ces contradicteurs n'est probablement qu'une façon de parler; en faire découler la raison de faits observés par eux-mêmes leur serait peut-être difficile.

Aussi, la citation de leurs idées sur le magnétisme animal n'a-t-elle pour moi de valeur que comme complément historique.

Quelques adversaires, outre les commissaires de 1784, ont invoqué le côté immoral de l'emploi du magnétisme.

Mais pourquoi ne pas condamner, sans appel, l'usage du chloroforme? — Dans certains cas n'a-t-il pas donné lieu à des accusations de la plus grande immoralité (¹)? — Le phénomène qui se passe chez certaines femmes chloroformées est si réel, si reconnu, qu'il est conseillé aux médecins de ne jamais administrer les anesthésiques, à moins d'une nécessité absolue, en l'absence de témoins.

Si l'on accepte l'un, je ne vois pas pourquoi rejeter l'autre.

Le danger qu'il peut faire encourir dans certains états pathologiques, a été aussi un sujet d'opposition au zoomagnétisme. — Mais outre tous les anesthésiques, pourquoi, pour la même raison, ne pas défendre les allumettes chimiques et les constructions à étages élevés : parce que les premières peuvent occasionner des incendies, et que les autres peuvent procurer l'agrément de se jeter par la fenêtre, sans avoir même pour excuse l'amour de l'étude des effets de la pesanteur?

Ce sont là autant de tactiques usées et partant sans valeur réelle.

Une objection, que je ne puis passer sous silence, a été souvent faite, en parlant des magnétiseurs et des phénomènes magnétiques. — *A priori*, elle ne manque pas d'une certaine exactitude. — Robert Houdin, dit-on, en fait autant; il devine ce que l'on a dans la poche; il lit un nom sous une enveloppe épaisse et cachetée, etc.

(¹) La *Gazette médicale de Paris* (1878) rapporte le procès intenté au Dr Howard. — La plaignante l'accusait d'avoir abusé d'elle et affirmait avoir la conscience des actes odieux dont elle avait été la victime pendant qu'elle était sous l'influence du chloroforme.

Appuyé des témoignages des Drs Richardson, Mills, Hawksby et West, Howard fut acquitté.

Le Dr Richardson raconta un fait analogue d'hallucinations chloroformiques, dont il avait été lui-même témoin. Elles sont indiscutables.

Que répondre à de pareils arguments, sinon par l'appréciation même de l'artiste si connu et si justement considéré dans son art?

C'est ce qu'a fait M. de Mirville. — Il provoqua deux séances chez le Dr Marcillet avec Alexis et Robert Houdin.

Dans son travail sur les esprits (¹), M. de Mirville rapporte fidèlement ce qui s'y passa.

Après la première séance, Robert Houdin laissa une déclaration qui se termine ainsi : « ... Les faits » rapportés sont de la plus complète exactitude, et plus » je réfléchis, plus il m'est impossible de les ranger » parmi ceux qui font l'objet de mon art et de mes » travaux. » *(Ce 4 mai 1847, Robert Houdin.)*

Le 16 mai 1847, il écrivait à M. de Mirville une lettre dont voici la phrase finale : « ... Je suis donc revenu » de cette séance (la 2ᵉ) aussi émerveillé que je puisse » l'être, et persuadé qu'il est *tout à fait impossible* que

(¹) *Pneumatologie*, 1854, p. 17.

Dans cette première séance, Robert Houdin présenta une lettre à Alexis. — Après plusieurs autres questions, Robert Houdin dit : Que fait en ce moment celui qui l'a écrite?

— Ce qu'il fait? dit Alexis, — Prenez garde, méfiez-vous; il trahit votre confiance en ce moment même...

— Oh! pour cela, dit Houdin, l'erreur est bien complète, car il s'agit du meilleur et du plus sûr de mes amis.

— Prenez garde, répète Alexis, et cette fois d'un ton d'oracle : il vous trompe odieusement.

— Sottise, répond de nouveau Houdin.

M. de Mirville donne comme note à l'appui de ce fait :

« Il faut nous hâter d'ajouter que l'an dernier, étant retourné chez Robert Houdin avec un de mes amis, M. Lacordaire, directeur de l'établissement des Gobelins, son premier mot fut celui-ci :

— Vous rappelez-vous, Monsieur, la fameuse lettre de M. ***... et toutes mes négations à Alexis?

— Oui; eh bien?

— Eh bien! Monsieur, ce malheureux ami me volait dix mille francs au moment même de la séance.

On conviendra que tout ceci devenait plus sérieux.

» le hasard ou l'adresse puisse jamais produire des
» effets aussi merveilleux. » *(Robert Houdin.)*

Est-ce assez clair? C'est le grand-maître en subtilités,
comme il se nommait, qui déclare, par écrit, ne voir
dans les actes d'Alexis ni jonglerie ni escamotage !

Que certains phénomènes magnétiques puissent être
imités d'une façon telle que l'on soit en droit de les
croire identiques à ceux dus simplement à l'adresse et
à la dextérité; je le veux bien. — Mais, de ce que
certaines personnes, possédant ces dernières facultés à
un degré vraiment étonnant, peuvent arriver à des
résultats pareils, il ne s'ensuit pas que les mêmes faits,
affirmés magnétiques, soient dus strictement à l'emploi
des mêmes moyens.

Pour que ce rapprochement, et les conséquences,
que l'on en a déduites, fussent irrécusables, il faudrait
que tous les actes, dits magnétiques, fussent imités par
ces artistes en adresse et en subtilités. — Or, cela n'a
pas lieu. — Car, je ne sache pas que ces derniers
soient arrivés à dépeindre l'état d'une personne, les
lésions organiques; à éprouver la sensation d'une
douleur et à désigner le point affecté, etc., etc., avec
le secours seul de ce que l'on appelle *un rapport?*

La lecture des observations rapportées plus loin
permet facilement de comprendre qu'aucun rapprochement sérieux n'est possible entre de pareils faits et
ceux dus à l'adresse de Robert Houdin ou de M. Caze-
neuve qui, en ce moment, fait grand bruit à Paris,
après avoir émerveillé toutes les cours souveraines de
l'Europe. Par conséquent, cette objection ne peut avoir
la valeur qu'on lui a accordée.

Avant de terminer cette critique, j'ajouterai quelques autres citations affirmatives qui ne peuvent que confirmer davantage l'existence du magnétisme animal.

En 1858 a paru, dans les *Annales de la Société médico-psychologique,* la réponse que fit Rostan ([1]) à la commission dépêchée vers lui par cette Société, afin de savoir sa pensée actuelle sur le magnétisme. — Je cite textuellement ses propres paroles.

« Les opinions que j'ai exprimées à une autre
» époque, relativement au magnétisme, sont toujours
» les miennes. Déduites d'expériences rigoureuses et
» selon moi au dessus de toute critique, elles ne
» pouvaient varier. Les expériences ont été faites pour
» la plupart dans la salle de garde de la Salpêtrière,
» petite chambre blanchie à la chaux, dépourvue de
» glaces, en présence d'un ou deux témoins seulement.

» C'est une fille de service de la Salpêtrière, très
» simple, et ignorant même le nom du magnétisme,
» qui servit de sujet à mes observations. Il y a des
» phénomènes extra-physiologiques, je le maintiens,
» que j'ai observés, en me mettant soigneusement à
» l'abri de toute supercherie. Ce n'est pas à volonté
» que le sujet en expérience peut accélérer ou ralentir
» les mouvements du cœur ni les pulsations artérielles.
» — J'insiste sur ce phénomène, parce qu'il me paraît
» tout à fait probant. — Mais, j'en ai observé bien
» d'autres et de plus extraordinaires. Si j'avais aujour-
» d'hui à écrire un article sur le magnétisme, je ne

([1]) Dans ma première brochure, j'ai rapporté une lettre particulière de M. Rostan à M. Gragnon, de Libourne, où il dit : « Rien au monde ne peut faire que ce que j'ai vu, je ne l'aie pas vu. »

» retrancherais rien de ce que j'ai écrit à une époque
» et j'aurais peut-être à y ajouter. Si cet article n'a pas
» été reproduit dans la seconde édition du *Dictionnaire,*
» c'est indépendamment de ma volonté et parce que la
» rédaction du *Magnétisme* a été confiée à une autre
» plume. J'ai lieu de croire sincères comme les miennes
» les expériences de Georget. — Si M. Dechambre a
» obtenu plus tard des rétractations de la part d'une ou
» deux des malades qui avaient servi aux expériences
» de Georget, cela tient à la manière dont il s'est plu
» à les interroger, à la *torture morale* qu'il leur a fait
» subir, et cela n'infirme en rien pour moi la valeur
» des faits énoncés par Georget. Depuis longtemps, j'ai
» cessé de m'occuper de magnétisme; mais je reste
» dans ma conviction au sujet de la réalité de certains
» faits extra-physiologiques, — que je ne prétends pas
» expliquer d'ailleurs. — Si je n'ai pas relevé certaines
» attaques dirigées contre moi à cet égard, c'est
» parce que je l'ai cru inutile; la vérité se suffit toujours
» à elle-même. C'est une folie de vouloir convaincre
» ceux qui ne veulent pas l'être. — Il faut se borner à
» plaindre les gens qui refusent de l'examiner et qui
» ont l'outrecuidance de mettre leur jugement, leur
» sagacité, leur intelligence, au-dessus du jugement, de
» la sagacité et de l'intelligence des autres. »

Cuvier ne dit-il pas *(Leçons d'Anatomie comparée)* :
« Les effets obtenus sur des personnes qui sont en
» syncope ne permettent guère de douter qu'il n'y ait...
» un effet très réel indépendant de toute participation
» de l'imagination de l'un des deux. — Il paraît assez
» clairement aussi, que ces effets sont dus à une

» communication quelconque qui s'établit entre leur
» système nerveux. »

« Le somnambulisme, dit Arago, ne doit pas être
» rejeté à *priori,* surtout par ceux qui sont tenus au
» courant des progrès des sciences physiques. »

Broussais (*Cours de Pathologie,* p. 26) nous dit
encore : « La modification magnétique ou l'influence
» d'un homme sur un autre, de manière à le plonger
» dans un état soporeux, est réelle. — Je m'en suis
» convaincu par des expériences nombreuses, alors que
» j'étais jeune médecin en Italie.

Dans son *Dictionnaire universel* (art. *Magnétisme),*
Lachâtre fait très bien ressortir la cause de la lutte
incessante faite à cette science : « Le corps médical, y
dit-il, se voyant menacé dans son privilége par une
science infuse et non apprise dans leurs chaires de
facultés, s'est beaucoup ému de la prétention des
somnambules et des magnétiseurs. — Il leur a fait une
guerre aussi acharnée que déloyale. — En sorte que
les magnétiseurs et les somnambules en sont réduits à
répandre leurs bienfaits dans l'ombre et à travers les
difficultés. — C'est toujours la même lutte du mal
contre le bien. »

Le 6 décembre 1846, dans la chaire de Notre-Dame,
le P. Lacordaire prononçait les paroles suivantes, qui
sont d'autant plus frappantes qu'elles sont dues à
l'une des plus belles figures de l'Église au dix-neuvième
siècle :

« Les forces occultes et magnétiques dont on accuse
» le Christ de s'être emparé pour faire des miracles, je
» les nommerai sans crainte, et je ne pourrai m'en

» délivrer aisément, puisque la science ne les reconnaît
» pas encore et même les proscrit.

  » Toutefois, j'aime mieux obéir à ma conscience qu'à
» la science. Vous invoquez donc les forces magnéti-
» ques? Eh bien! *j'y crois sincèrement, fermement;* je
» crois que leurs effets ont été constatés, quoique d'une
» manière qui est encore incomplète et qui le sera
» probablement toujours, par des hommes instruits,
» sincères et même chrétiens; *je crois que ces phéno-*
» *mènes, dans la grande généralité des cas, sont purement*
» *naturels;* je crois que le secret n'en a jamais été
» perdu sur la terre, qu'il s'est transmis d'âge en âge,
» qu'il a donné lieu à une foule d'actions mystérieuses
» dont la trace est facile à reconnaître, et qu'aujour-
» d'hui seulement il a quitté l'ombre des transmissions
» souterraines, parce que le siècle précédent a été
» marqué au front du signe de la publicité. *Je crois*
» *tout cela.* Oui, Messieurs, par une préparation divine
» contre l'orgueil du matérialisme, par une insulte à la
» science qui date du plus haut qu'on puisse remonter,
» Dieu a voulu qu'il y eût dans la nature des forces
» irrégulières, irréductibles à des formules précises,
» presque incontestables par les procédés scientifiques.
» Il l'a voulu afin de prouver aux hommes tranquilles
» dans les ténèbres des sens, qu'en dehors même de la
» religion il restait en nous des lueurs d'un ordre
» supérieur, des demi-jours effrayants sur le monde,
» une sorte de cratère par où notre âme, échappée
» pour un moment aux liens du corps, s'envole dans
» des espaces qu'elle ne peut pas sonder, dont elle ne
» rapporte aucune mémoire, mais qui l'avertissent

» assez que l'ordre présent cache un ordre futur devant
» lequel le nôtre n'est que néant. »

Puis, parlant du somnambulisme et de la double vue,
il ajoute :

« C'est un phénomène de vision bien plus que
» d'opération, un phénomène qui se rapporte à l'ordre
» prophétique et non à l'ordre miraculeux. »

Ce grand orateur n'est pas le seul, parmi les membres marquants du clergé, qui ait cru au magnétisme
animal et qui l'ait accepté comme la manifestation
d'une force naturelle.

L'abbé Caupert, professeur de philosophie au grand
séminaire de Versailles, a traité cette question dans ses
cours; il est même l'auteur d'un ouvrage, le Progrès
du Magnétisme. Mgr Bouvier, évêque du Mans;
Mgr Gousset, archevêque de Reims, etc., en ont été
les chauds partisans et l'ont enseigné. D'autres le
reconnaissent aussi, mais comme l'œuvre de puissances
infernales; enfin, la plus grande majorité le nie et le
condamne.

A mon humble avis, ces derniers sont loin de la
vérité et de leurs croyances.

Car, si la preuve formelle de la réalité de ce
phénomène, de cette force extraordinaire de la nature
ne permet pas d'affirmer sûrement l'existence d'une
puissance supérieure, d'un Dieu, elle en défend tout
au moins la négation absolue.

Louis Figuier termine sa remarquable critique du
magnétisme animal en rappelant les paroles du
Dr Husson [1] : « L'Académie de Médecine devrait

_____

[1] Histoire du Merveilleux, t. III, p. 401.

» encourager les recherches sur le magnétisme, comme
» une branche très curieuse de psychologie et d'histoire
» naturelle. »

Et, ajoute-t-il : « Nous répéterons, à trente années
d'intervalle, le vœu exprimé par l'honorable médecin
de l'Hôtel-Dieu. Nous sommes convaincu que cette
étude offrirait plus d'une conquête intéressante au
physiologiste comme au psychologiste. »

Comme on vient de le voir, en dehors des Académies
les négations émises contre le zoomagnétisme sont
discutables; elles sont du reste contrebalancées largement par des affirmations sérieuses.

L'HYPNOTISME[1] OU SOMMEIL NERVEUX

Outre l'état magnétique obtenu chez une personne par le contact avec une autre et sous l'influence directe de cette dernière, existe encore un phénomène qui lui est analogue par ses effets, c'est l'hypnotisme ou sommeil nerveux. Leur parenté est des plus étroites, et leur identité est complète dans quelques résultats.

C'est le même fait physiologique, obtenu de deux manières différentes.

Le résumé qui suit en fournit largement la preuve. — D'ailleurs, c'est l'opinion émise par tous les savants qui les ont étudiés : Maury (de l'Institut), Littré, Figuier, Philips, etc.

Sa découverte a jeté un jour éclatant sur les prétendus mystères du magnétisme ; aussi est-il permis maintenant d'espérer que l'on arrivera à expliquer ce dernier phénomène d'après les règles de la physiologie. — Avec lui disparaissent tous ces événements dits surnaturels, ces prodiges que renferment les annales des sciences occultes et tout ce prestige hors nature dont la thaumaturgie moderne ornait ses héros et leurs actes.

Et, quoi qu'en disent les ennemis plus ou moins

(1) Ὕπνος, *sommeil.*

autorisés du zoomagnétisme et quoi qu'ils fassent, cette science, qu'ils méprisent, finira par se faire admettre et se faire comprendre, en dehors de toutes leurs invocations ridicules, indignes aujourd'hui de l'homme intelligent et réellement instruit.

Que du temps de Gassner, un savant, Haën, invoque le pouvoir du démon pour expliquer ce phénomène, c'est encore acceptable ; mais que la sorcellerie, les démons, les esprits, soient au XIXe siècle les seules explications données par des représentants de la science et que cela leur suffise, ce n'est pas admissible, je dirai même pas tolérable.

Il y a un fait naturel, physiologique, qui aujourd'hui devrait être expliqué, et qui assurément le serait sans les entraves multiples apportées à son étude.

Mais patience, et cette lacune se comblera.

Si nous en avions cru M. Double, qui dans sa réplique contre l'étude du magnétisme sembla avancer que l'Angleterre n'avait jamais donné l'hospitalité à la pratique magnétique, nous aurions fait erreur. — Car c'était tout le contraire. — Ainsi qu'on va le voir, il est bon de ne pas toujours ajouter une foi aveugle aux affirmations de ceux que nous appelons nos maîtres ès sciences : le parti pris ou l'intérêt de leurs théories personnelles leur fait dire bien souvent ce qu'ils devraient taire [1].

En effet, au moment où l'Académie de Médecine de

[1] Dans les séances du 30 septembre et du 7 octobre dernier, à 'Académie des Sciences, une preuve éclatante de la vérité que je me permets d'émettre, a été donnée par M. Bouillaud, dans la discussion concernant le phonographe. — Voir la *Correspondance scientifique*, dont l'appréciation est juste, paraît-il ; mais bien dure pour celui à qui elle est destinée.

Paris, grâce en partie aux efforts de M. Double, condamnait officiellement et sans appel en apparence le magnétisme animal, ce système était accueilli en Angleterre et patronné par trois hommes des plus remarquables par leur position élevée et leur esprit solide : les Drs Elliotson, James Esdaile, chirurgien de mérite, et Braid. — Il est vrai que chez cette nation aucun système nouveau, si excentrique qu'il paraisse, n'est rejeté *à priori*, pourvu qu'il semble faire espérer par son application un résultat utile.

En 1841, le Dr Braid étudiait le magnétisme animal à Manchester. — Voulant lui enlever ce cachet mystérieux que l'on s'était toujours plu à lui donner; en un mot, voulant démontrer qu'il y a, outre le fait psychologique que certains admettent exclusivement, un fait réel, physiologique, il chercha à provoquer cet état particulier par un moyen où n'entrerait pour rien l'influence directe d'une personne sur une autre.

Après bien des recherches, il parvint à produire le plus grand nombre des effets magnétiques en faisant fixer un corps brillant pendant vingt à trente minutes. — Le fait matériel, mécanique, était par là démontré; mais, ainsi que quelques contradicteurs le soutiennent, cela ne prouve pas que l'acte psychologique n'existe pas aussi, et que l'influence de la pensée du magnétiseur sur le magnétisé ne soit que théorique. — Je ne possède que deux faits sérieux de ce genre; avec un plus grand nombre, je compte reprendre plus tard cette discussion, ne pouvant être aujourd'hui formellement affirmatif.

En 1843, le Dr Braid publia l'exposé de sa découverte. — En Angleterre et en Écosse, les faits qu'il relatait impressionnèrent vivement le corps médical et le public même.

En France, ces expériences furent à peine connues ; les premiers savants qui en parlèrent furent MM. Robin et Littré (¹); dans la dixième édition du *Dictionnaire de Médecine* de Nysten, ils décrivirent cet état singulier de l'organisme.

Puis le docteur Béraud en parla dans la deuxième édition de ses *Éléments de Physiologie,* ainsi que Muller dans son *Manuel de Physiologie,* traduit par Littré.

(¹) HYPNOTISME, disent MM. Charles Robin et Littré, est le nom donné par le Dᴿ Braid au procédé qu'il emploie pour jeter une personne dans le sommeil somnambulique. Voici quel est ce procédé : Prenez un objet brillant (par exemple un porte-lancette) entre le pouce et les doigts indicateur et médian de la main gauche ; tenez-le à une distance de 20 à 40 centimètres des yeux, dans une position telle, au-dessus du front, qu'il exerce le plus d'action sur les yeux et les paupières, et qu'il mette le patient en état d'avoir le regard fixé dessus. On fera entendre au patient qu'il doit tenir constamment les yeux sur l'objet et l'esprit uniquement attaché à l'idée de cet objet. On observera que les pupilles se contracteront d'abord ; bientôt après elles se dilateront ; et, après s'être ainsi considérablement dilatées, et avoir pris un mouvement de fluctuation, si les doigts indicateur et médian de la main droite, étendus et un peu séparés, sont portés de l'objet vers les yeux, il est très probable que les paupières se fermeront involontairement avec une sorte de vibration. Après un intervalle de dix à quinze secondes, en soulevant doucement les bras et les jambes, on trouvera que le patient a une disposition à les garder, s'il a été fortement affecté, dans la situation où ils ont été mis. S'il n'en est pas ainsi, vous lui demanderez avec une voix douce de les garder dans l'extension ; de la sorte, le pouls ne tardera pas à s'accélérer beaucoup, et les membres, au bout de quelque temps, deviendront rigides et complètement fixes. On trouvera ainsi que, à part la vue, tous les sens spéciaux y compris le sens pour le chaud et le froid, le sens musculaire et certaines facultés mentales sont d'abord prodigieusement exaltés, comme il arrive dans les effets primaires du vin, de l'opium et de l'alcool. Toutefois, après un certain point, à cette exaltation succède une dépression beaucoup plus grande que la torpeur du sommeil naturel. Les sens spéciaux et les muscles peuvent passer instantanément, les uns de la plus profonde torpeur, et les autres de la rigidité tonique, à la condition opposée, extrême mobilité et sensibilité exaltée. Il suffit de diriger un courant d'air sur l'organe ou les organes que nous désirons exciter, ou les muscles que nous désirons rendre souples et qui avaient été dans une sorte de catalepsie. Par le seul repos, les sens rentreront promptement

« Seul, peut-être, nous dit Figuier ([1]), un jeune
» docteur, M. Azam, médecin-adjoint de l'hôpital des
» Aliénées de Bordeaux, en fut frappé. — Désirant
» examiner sérieusement ces faits, M. Azam fit venir
» d'Angleterre l'ouvrage original dans lequel le
» chirurgien du Collége Écossais avait exposé le
» résultat de ses observations. »

M. Azam fit alors des expériences d'après les règles
indiquées dans ce code authentique de la méthode
nouvelle, et il constata la réalité de ce que le maître y
annonçait. Il provoqua facilement le sommeil nerveux
chez quelques sujets, obtint la raideur cataleptique des
muscles et l'insensibilité de la périphérie du corps ([2]).

dans leur premier état. Le succès presque invariable obtenu par
M. Braid à l'aide de ce procédé paraît en partie dû à la condition
mentale du patient, qui, d'ordinaire, est très disposé à l'hypnotisme
par l'attente qu'il sera produit certainement, et par l'assurance d'un
homme à volonté ferme, déclarant qu'il est impossible d'y résister.
Toutefois, quand l'état hypnotique a été provoqué ainsi un certain
nombre de fois, le sujet peut, d'ordinaire, s'endormir lui-même
facilement, en regardant son doigt placé assez près des yeux pour
causer une convergence sensible de leurs axes, ou même simplement
en se tenant tranquille et fixant le regard sur un point éloigné. En
tous cas, la fixité des yeux est la circonstance qui a le plus d'importance, quoique la soustraction des autres stimulants ait une influence
décidée pour favoriser la production de l'effet. On le voit, l'hypnotisme
tient de près au magnétisme animal. »

([1]) *Histoire du Merveilleux*, t. III, p. 365.

([2]) Dans un article des *Archives de médecine et de chirurgie*
janvier 1860), M. le Dr Azam rapporte quelques observations, dont
voici un extrait, que j'emprunte à M. le Dr Philips :

« Mlle Marie X..., âgée de vingt-deux ans, rue Arnaud-Miqueu, à
Bordeaux, ouvrière en orfévrerie, est grande, bien constituée, d'un
tempérament nerveux, mais n'a jamais eu d'attaques de nerfs; sa santé
a toujours été bonne ; elle porte sur le visage des traces peu apparentes
d'une ancienne paralysie faciale. Assise sur une chaise ordinaire, je la
prie de regarder une clef . . . .

. . . .
Quelquefois la parole est impossible; une simple friction la rappelle
immédiatement, et Mlle X... parle, mais seulement quand elle est
interrogée, et d'une voix plus faible qu'à l'état naturel, et comme
voilée. Une main nue est-elle placée à 40 centimètres derrière son dos,
Mlle X... se penche en avant et se plaint de la chaleur qu'elle éprouve,

Dans cette occasion, la conduite de M. Azam fait pressentir le chercheur infatigable que tout le monde connaît, aimant la science pour elle-même, et sachant attendre pour se prononcer sur une théorie nouvelle.

Je ne partage pas entièrement l'opinion de Figuier sur le silence qu'il garda quelques années (¹). « Aucune » société savante, dit ce critique, aucun journal de » médecine, ni de Paris ni de Bordeaux, ne reçurent

de même pour un objet froid et à même distance, et tout cela sans que je lui eusse jamais parlé de ces phénomènes décrits par M. Braid.

..... Si, pendant la résolution (des muscles), je l'invite à me serrer la main, et si, en même temps, je malaxe les muscles de l'avant-bras, ceux-ci se contractent, durcissent, et la force développée est au moins d'un tiers plus considérable qu'à l'état ordinaire.

Mˡˡᵉ X.. enfile rapidement une aiguille très fine, et écrit très correctement, un gros livre étant placé entre ses yeux fermés et l'objet. Elle marche dans sa chambre sans se heurter; c'est ce que l'on a raconté déjà du fameux séminariste de Bordeaux.

Si pendant la période de catalepsie, je place les bras de Mˡˡᵉ X.. dans la position de la prière et les y laisse pendant un certain temps, elle répond qu'elle ne pense qu'à prier, qu'elle se croit dans une cérémonie religieuse, la tête penchée en avant, les bras fléchis, elle sent son esprit envahi par toute une série d'idées d'humilité, de contrition; la tête haute, ce sont des idées d'orgueil; en un mot, je suis témoin des principaux phénomènes de suggestion racontés par Braid, et attestés dans l'*Encyclopédie* de Todd par l'éminent physiologiste M. Carpenter. Ces expériences, répétées un grand nombre de fois différentes et sur d'autres personnes, arrivent ordinairement au même résultat.

..... L'ouïe atteint une telle acuité qu'une conversation peut être entendue à un étage inférieur. Le bruit d'une montre est entendu à vingt-cinq pieds de distance... L'odorat se développe et acquiert la puissance de celui des animaux... J'ai vu écrire très correctement en interposant un gros livre entre le visage et le papier; j'ai vu enfiler une aiguille très fine dans la même position; marcher dans un appartement les yeux absolument fermés et bandés; tout cela sans autre guide que la résistance de l'air et la précision parfaite des mouvements, guidés par le sens musculaire hyperesthésié (!!)

..... Chez les somnambules spontanés ou provoqués, l'intelligence peut être hyperesthésiée pour ainsi dire, et certaines de ses fonctions, la mémoire par exemple, acquérir une puissance considérable ou avoir des dépressions subites. Ce fait, je le dirai en passant, a aussi une reproduction pathologique. Je rappellerai l'histoire bien connue d'une jeune fille de vingt ans, hystérique et somnambule spontanée, qui parlait latin dans ses attaques. Or c'était une paysanne absolument ignorante. »

(¹) *Histoire du Merveilleux*, t. III, p. 366.

» communication de ses expériences. — L'auteur
» craignait sans doute de compromettre son crédit
» médical en attachant son nom à des opérations trop
» étroitement liées, en apparence, aux pratiques
» ordinaires des magnétiseurs. »

Cette raison peut avoir du vrai, surtout si le Dʳ Azam
avait connaissance du conseil donné à J. Cloquet
par son ancien maître, Antoine Dubois, auprès duquel
il s'étonnait des difficultés et de l'opposition systématique qu'il avait rencontrées après sa communication
à l'Académie de Médecine, de l'opération dont j'ai
parlé page 65. « Sans doute, lui répondit Dubois
» de ce ton familier de bonhomie gauloise qui le
» caractérisait, sans doute, tu as raison, mon ami, tu
» as la vérité de ton côté ; mais, crois-moi, si tu as
» encore une vérité pareille à produire, garde-la pour
» toi ; sans cela, tu courrais grandement la chance de
» compromettre ton avenir ([1]). » — Comme on le voit,
le conseil était rude, mais il devait être excellent.

Cependant, si le Dʳ Azam n'eût été arrêté que par
cette crainte, et non par celle aussi de se prononcer
trop à la légère, pourquoi, plus tard, rompre le silence?

En effet, en 1859, il communiqua à Broca les faits
qu'il avait observés, en suivant les préceptes de Braid.

Broca fut séduit, et consentit à vérifier lui-même
ce que lui soumettait son ancien camarade d'études.
Personnellement d'abord, puis avec l'aide de Follin
à l'hôpital Necker, il fit des expériences qui le
convainquirent entièrement. Un abcès très douloureux
fut ouvert sans que la malade témoignât la moindre

([1]) *Histoire du Merveilleux*, t. III, p. 366.

sensation douloureuse. — En présence d'un résultat si positif, Broca ne put que se rendre à l'évidence, et il n'hésita plus à rendre publique une telle découverte. — Le 5 décembre 1859, M. Velpeau donnait connaissance à l'Institut de cet important résultat.

L'annonce faite par un homme de l'autorité de Velpeau attira l'attention des savants sur ce nouvel état physiologique, et pendant quelques mois, en France comme à l'étranger, on s'empressa de vérifier ces faits si étranges.

Le 19 décembre 1859, le Dr Guérineau pratiquait à l'Hôtel-Dieu de Poitiers une amputation de cuisse sans qu'il y eût pendant l'opération manifestation de douleur ([1]).

Le Dr James Esdaile, qui avait porté le mesmérisme dans les Indes, avait publié déjà, en 1852, un ouvrage dans lequel il faisait connaître les résultats de deux cent soixante et une opérations diverses, exécutées sans souffrances pour le patient, et par un moyen qui n'était autre que l'hypnotisme.

M. le baron H. Larrey, dans un rapport remarquable à la Société de Chirurgie (1856) sur l'éléphantiasis du scrotum, confirme ce chiffre d'opérations et les résultats surprenants obtenus par M. Esdaile.

En peu de temps, comme on le voit, les faits furent assez nombreux pour prêcher en faveur de l'application de l'hypnotisme comme anesthésique.

Plus tard, MM. Demarquay et Giraud-Teulon se

([1]) M. le Dr Charpignon a publié dans la *Gazette des Hôpitaux*, de Paris, plusieurs opérations qui, comme celle rapportée par M. Jules Cloquet, ont été faites sans douleur, pendant le sommeil magnétique.

livrèrent à l'étude de cet agent nouveau, et le résultat de leurs observations fut que cette découverte était réellement précieuse au point de vue physiologique; mais que ses applications pratiques semblaient plus restreintes. — De leurs expériences comme agent anesthésique, dans les opérations, il résulte : « qu'il » pourra parfois, quoique rarement, être appliqué à » la médecine opératoire, » et ils expliquent cette inconstance dans ses effets par la préoccupation des malades destinés au couteau, qui neutralise la faculté engourdissante de la tension et de la fixité du regard (¹).

Pour ces auteurs, il est donc encore une force que nous ne connaissons pas (celle de l'imagination), en dehors du fait matériel, physiologique, qui constitue en premier lieu l'hypnotisme et le magnétisme : puissance, qui, quoi qu'ils en disent (²), ne nous permet pas de considérer exclusivement ces actes singuliers « comme un état morbide circonscrit ».

Mais, disent-ils ensuite, un des effets les plus utiles, peut-être, est cette anesthésie appliquée au soulagement de certaines névralgies. — « Nous avons signalé » ses bienfaisants effets dans les douleurs utérines » graves. » (P. 54.)

Dans le *Dictionnaire* de Pierre Larousse (article *Hypnotisme*), il est dit de MM. Demarquay et Giraud Teulon : « Ils se sont assurés que des douleurs utérines » suraiguës qui tourmentaient jour et nuit de malheu- » reuses femmes et leur arrachaient des plaintes

---

(¹) *Recherches sur l'hypnotisme*, Demarquay et Giraud-Teulon, p. 54.
(²) Même ouvrage, p. 24.

» amères, se trouvaient suspendues à chaque séance
» d'*hypnotisme*, pendant la durée de cet état spécial du
» système nerveux, et remplacées par un soulagement
» complet, qui se prolongeait pendant une moyenne de
» vingt heures. — Ce soulagement était si réel, si
» incontestable et si évident, que les malades, lorsqu'on
» les allait voir, demandaient tout d'abord à être
» hypnotisés. »

Pourquoi avoir abandonné ce moyen; il vaudrait
assurément mieux que l'usage de nos injections
hypodermiques qui, comme je l'ai déjà dit, soula-
gent, mais donnent en dernier lieu des résultats
désastreux.

Le professeur Lisfranc a constaté les mêmes effets
anesthésiques dans les mêmes affections, en employant
le magnétisme (voir p. 67), fait qui, comme je l'ai dit
en débutant, rapproche le magnétisme et l'hypnotisme
par leurs résultats.

Ces auteurs signalent aussi un succès obtenu dans
un accès violent d'asthme, par M. Sée. Ils terminent en
signalant le danger réel que comporte, au point de vue
moral, l'emploi de cet agent et en recommandant la
plus grande prudence et une excessive réserve dans le
choix des hypnotisés.

Le Dr Philips a fait des conférences sur ce sujet
scientifique, et rapporté des faits d'électro-biologie les
plus frappants.

Sa confiance dans cette puissance nouvelle est très
grande : « J'adjure la science, dit-il ([1]), et en particulier
la médecine, que cette question concerne de la manière

_____

([1]) *Cours théorique et pratique de Braidisme*, 6e conférence, p. 177.

la plus directe, je l'adjure de reconnaître solennellement des faits qu'elle ne saurait plus longtemps nier sans léser de la façon la plus grave et la moins pardonnable les intérêts majeurs de la société, et sans consommer son propre discrédit. »

M. le Dr Gigot-Suard, inspecteur-médecin des bains de Royan, a fait paraître aussi un long recueil d'observations précieuses, et Louis Figuier, dans le troisième volume de son *Histoire du Merveilleux dans les temps modernes,* a posé hardiment l'importante question du Braidisme.

L'hypnotisme spontané est aussi un fait admis, et des cas ont été cités.

M. Baillarger a soumis à la Société médico-psychologique de Paris l'observation d'une jeune fille, qui tombait en catalepsie en se regardant à la glace. — Bouchut, en 1875, a eu dans son service une jeune personne qui entrait en somnambulisme avec catalepsie chaque fois qu'elle travaillait à des boutonnières, travail qui exige de l'attention et une grande fixité du regard. — Elle s'hypnotisait elle-même.

En présence de faits aussi sérieux, présentés et soutenus par des hommes honorablement connus dans le monde scientifique, et vu les résultats extraordinaires dus à l'emploi du Braidisme comme agent anesthésique, une question se présente naturellement à l'esprit : Pourquoi a-t-on délaissé l'étude et l'usage de cette puissance salutaire, qui à notre époque semble totalement oubliée ?

Une réponse généralement adoptée, c'est que son effet anesthésique ne pouvant être généralement obtenu,

on a été forcé de revenir au chloroforme et à l'éther.
— Les cas heureux sont cependant en assez grand
nombre pour permettre de douter de l'exactitude
rigoureuse de cette explication; et je suis plus porté à
croire que la véritable cause de cet abandon a été
surtout la découverte de la ressemblance intime de
l'hypnotisme avec le magnétisme animal. — Dès que
l'on s'en est rendu compte, on s'est bien vite empressé
d'étouffer les premières expériences; persister, c'était
confirmer l'existence réelle du zoomagnétisme, et
détruire de fond en comble l'échafaudage si bien
construit pour les luttes de 1837 et 1840. — C'est
l'impression que laissent certaines appréciations.

Mais je laisse la parole à Figuier, qui, plus autorisé
que je ne puis l'être, a hardiment émis cette idée, la
seule vraie assurément.

« Dans les premiers mois de l'année 1860, dit-il
(p. 401), un élan remarquable entraînait les médecins
de tous les pays à l'examen expérimental de l'hypnotisme, qui ne s'était montré jusque-là que par son côté
chirurgical, c'est-à-dire comme pouvant offrir un
moyen nouveau d'anesthésie, une méthode propre à
remplacer le chloroforme ou l'éther pour supprimer la
douleur dans les opérations chirurgicales. — Quand il
a fallu renoncer à trouver dans l'état hypnotique un
procédé d'anesthésie, le zèle des médecins pour ce
genre d'études s'est promptement refroidi. Et lorsqu'une
observation plus attentive eut conduit à reconnaître
que l'hypnotisme n'était au fond que le magnétisme
animal, cette hérésie, si souvent frappée par les foudres
académiques, un véritable sentiment de répulsion s'est

manifesté dans le corps médical contre tout nouvel examen de ce phénomène. — On a été pris de tardifs regrets; on aurait voulu pouvoir arracher cette page de l'histoire de la science contemporaine; on s'est frappé la poitrine pour avoir laissé le magnétisme animal s'introduire, sous un faux nom, dans le sanctuaire scientifique. C'est ainsi que l'homme de la fable rejette avec horreur le serpent, engourdi par le froid, qu'il a ramassé sur son chemin, le prenant pour un bâton. » Que l'on prouve le contraire !

L'existence de l'hypnotisme spontané, celle du sommeil nerveux provoqué et son application comme anesthésique chirurgical ou comme agent thérapeutique sont démontrées par des faits.

Sa parenté avec le magnétisme animal est aussi rendue frappante par des faits observés.

Donc, si l'hypnotisme est admis par la science, pourquoi rejette-t-elle le zoomagnétisme? Je pose de nouveau la question et je donne la solution en un mot : La science, ou plutôt le plus grand nombre de ses représentants, n'en veulent pas. — Maintenant, que conclure, sinon que la découverte du sommeil nerveux, loin de détruire, comme d'aucuns le prétendent, l'affirmation de l'existence possible du magnétisme animal, n'a fait que confirmer la réalité d'une partie de ce phénomène, en nous donnant la preuve que dans des circonstances spéciales et par des influences extérieures, on peut modifier le système nerveux de certains êtres et produire chez eux une exagération de leurs facultés naturelles; que ces modifications doivent être dues (c'est ainsi que je me l'explique) à une

congestion passagère des centres nerveux, faite au
détriment du système nerveux de relation, congestion
qui, en augmentant leur puissance, fait se développer
dans ces milieux une plus grande abondance de fluide
vital ou nerveux (peu m'importe le mot). — Ce travail
physiologique a alors pour conséquences la production
de quelques effets reconnus pathologiques dans certains
états morbides. Tels sont : l'anesthésie, la roideur
cataleptique des muscles et la rigidité des membres;
ou l'exaltation de tous les sens spéciaux ainsi que de
certaines facultés mentales, etc.

Voici les points par lesquels ces deux phénomènes
semblent identiques. — Mais cela ne veut pas dire
qu'en dehors de ces actes-là, qui leur sont communs,
l'un des deux, le magnétisme animal, n'en puisse
produire d'autres d'un ordre plus élevé, que, pour le
moment, il faut se contenter de constater, car ils
existent, malgré la négation des ennemis de cette
opinion. — Leur explication se fera plus tard, je n'y
vois rien d'impossible. — Puisqu'on est parvenu à
expliquer les premiers, pourquoi donc les autres ne
seraient-ils pas compris un jour?

« La vie humaine, dit le Dr Philips, est peut-être un
livre en deux tomes, dont le premier jusqu'ici a seul
attiré l'attention du biologiste; et peut-être le second,
celui qui renferme la conclusion de l'ouvrage et le
dénouement du drame mystérieux, s'entr'ouvre-t-il
maintenant à nos regards dans les manifestations
étranges dont je vous entretiens! » *(Manifestations
hypnotiques.)*

Pour me servir de cette heureuse comparaison, je

dirai : La vie est un livre en deux tomes, dont le deuxième peut se diviser en deux parties : la première affirmée par les faits communs au magnétisme animal et à l'hypnotisme; et l'autre, dont la réalité est aussi dévoilée par des faits extra-physiologiques, pour le moment, mais qui appartiennent spécialement au zoomagnétisme, et dont l'explication, comme cause de production, reste encore à trouver. Sujet d'études, constatons-le, qui n'est pas à dédaigner.

OBSERVATIONS

L'édifice de la médecine repose sur
des faits.   Louis.

Avant d'exposer les faits qui font la valeur de ce
modeste travail et sur lesquels sont basées mes idées et
mes convictions en magnétisme, il me semble utile de les
faire précéder de quelques renseignements sur la façon
suivant laquelle mes consultations sont prises et les
conditions dans lesquelles se trouvent généralement les
malades qui me sont adressés; j'y ajouterai quelques
réflexions concernant les observations. — Ainsi seront
détruits, je l'espère, tous ces racontages, plus ou
moins naïfs, mais sûrement fantaisistes et mensongers,
que les adversaires se plaisent, *dans leur intérêt,* à
répandre sur ce genre de médecine.

En outre, les résultats obtenus seront rendus plus
frappants et feront ressortir davantage l'importance
réelle de l'emploi du magnétisme comme aide à la formule
exacte du diagnostic; condition indispensable pour
mener à bonne fin une maladie. — Car si la médecine
compte si peu de succès, en général, c'est que le
diagnostic n'est presque jamais sûr dès le début; que
l'effet est pris pour la cause et que lorsque la maladie
se présente sous les dehors les plus caractérisés,

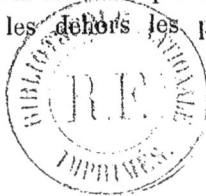

7

l'affection première, point de départ des phénomènes
visibles alors pour tous, a pris des proportions contre
lesquelles le praticien le plus autorisé reste impuissant.

Reconnaître aussitôt la cause première, le point
d'éclosion d'une maladie ; prévenir l'affection et la
désorganisation locales, en s'opposant à la modification
des fonctions normales de l'organe affecté ; en un mot
s'opposer à ce que l'affection ne devienne organique,
c'est là le seul but rationnel à poursuivre, le seul et
unique moyen d'acquérir toutes les chances d'une
guérison prompte et sûre.

Avec les moyens d'investigations, d'études cliniques,
que possède la science médicale, l'attaque directe de
la maladie à son début, ou peu après, est-elle possible?
Non, dans le plus grand nombre des cas.

Les observations que je cite, prouvent, il me le
semble du moins, que ce résultat sérieux pourrait être
obtenu avec l'aide du *somnambulisme* ou *double vue*,
véritable « microscope applicable à l'étude du corps
« vivant. » (Dr Dunan. — *Révolution en médecine.*)
C'est aussi ma conviction ; que l'on me pardonne d'oser
émettre mon humble avis.

Le tableau, que je vais tenter de tracer, de ce qui
se passe et se fait dans mon cabinet, est de la plus
rigoureuse exactitude ; j'ai du moins fait tout mon
possible pour ne rien omettre, et je défie *qui que ce
soit* de sérieusement critiquer et surtout de nier la
sincérité et la certitude des détails que je donne :

Ce cabinet se compose de deux pièces communiquant
par une porte, toujours ouverte avant la consultation.

— L'une sert de salon d'attente : à droite, un canapé
qui n'a rien du moelleux sopha sur lequel Hassan
était couché ; l'épaisseur du siége n'est pas exagérée
et ne permet guère d'y supposer la cachette d'un
compère. D'ailleurs on peut toucher !

L'épaisseur des tentures implique peu leur prove-
nance de l'Orient : y dérober à la vue un employé à
renseignements serait fort difficile.

Dans le fond, une cheminée à la prussienne : le
tablier se soulève facilement et permet de se rendre
compte de l'intérieur. — Au centre, une table ronde
(pas tournante) sans tapis ; des chaises !

Comme boiseries, des livres, dénotant chez l'ancien
propriétaire le goût de l'étude ; quelques tableaux.
Entre les deux fenêtres, à droite, le portrait du
fondateur de ce cabinet, le Dr Girard : physionomie
distinguée, spirituelle ; front de penseur ; sourire de
sceptique, qui semble se rire des coups de pied de
l'âne, qui l'ont effleuré lui aussi.

Je suis heureux de trouver l'occasion de rendre
publiquement hommage à ce savant ignoré ; il serait
injuste si, un jour, l'histoire générale du magnétisme
s'écrit, que le nom de ce champion courageux autant
que modeste restât dans l'oubli. S'il n'a rien produit
comme travaux sur le magnétisme, il a eu du moins le
mérite d'avoir compris les facultés remarquables de
Calixte ; de les avoir soutenues, aidant ainsi à rendre
des services que bien des clients n'ont pas encore
oubliés.

Combien de nos critiques dont on ne pourra jamais
en dire autant !

L'autre pièce est le cabinet de consultation. La simplicité de l'ameublement en rend l'inspection des plus faciles.

Aucune affiche n'engage le client à narrer à son voisin la cause de sa présence ; le choix des sujets de causerie lui est abandonné : — généralement les conversations roulent sur les médecins déjà consultés, et, à mon grand regret, je suis forcé de constater que presque toujours ces appréciations sont peu flatteuses.

J'évite toute conversation ayant trait à la médecine, avant la consultation ; je ne prends note que de certains renseignements précis, désirés sur l'état d'un malade déjà vu.

L'heure de la consultation arrivée, le premier numéro est appelé. — En sa présence, Calixte est mis, par moi, dans l'état magnétique et le contact avec le malade ou avec *son rapport* est établi ensuite.

Je demande le nom et l'âge de la personne à consulter et j'attends les détails que va me donner le somnambule, tant sur la maladie que sur le tempérament du malade. — Je les consigne au courant de la plume et ne les considère *comme exacts* qu'après les réponses affirmatives de la personne ou des personnes présentes [1]. Si le cas me paraît sérieux, j'interroge

_____

[1] Dans les cas où les réponses sont négatives (ce qui est bien rare), je cesse la consultation et prie de revenir avec un autre rapport ; exception due à ce que le rapport n'a pas été pris dans les conditions voulues (je ne parle pas du mauvais vouloir que j'ai eu à subir à mes débuts, mais cela n'a pas duré longtemps). La consultation ne peut avoir lieu aussi quand on me porte de la soie ou un rapport non plié et non isolé de la personne qui vient consulter. Dans le premier cas, il n'y a pas de fluide ; dans l'autre il y a mélange. — J'ai cité 3 observations (nos 11, 12 et 13), qui prouvent l'exactitude de ce dernier fait. Mes livres de consultations renferment les noms et adresses d'un grand nombre de personnes qui se sont trouvées dans le premier cas.

ensuite moi-même Calixte sur des points importants, que je crois, pour me guider, utiles de connaître complètement.

D'après ces renseignements, j'établis mon diagnostic définitif, ou avec point d'interrogation, et mets en note le mode de médication à conseiller. — La consultation avec le somnambule terminée, commence ma consultation particulière ; elle se fait à l'aide des détails mis en note, que je complète auprès du consultant ou auprès des personnes présentes et qui ont vu le malade. — C'est ainsi que j'ai connaissance des diagnostics et pronostics portés par les confrères qui ont examiné le malade avant moi.

Voilà la façon simple avec laquelle je puis, grâce aux facultés de Calixte, arriver, *sans voir le malade,* à donner des renseignements les plus exacts, et à obtenir des succès là où mes confrères ont déclaré leur impuissance. (Voir les observations citées.)

Avouons que pour n'y voir que de la farce et de la supercherie, il faut être bien exigeant.

Je ferai remarquer, en outre, que les malades, les habitués exceptés, n'ont recours à ce genre de médecine qu'en dernier ressort, comme suprême ressource, qu'après avoir usé toutes sortes de médications qui ont pu les soulager, mais presque toujours en détruisant leurs forces vitales. — C'est ainsi que, généralement, ils m'arrivent épuisés et sans aucune chance apparente de salut. Mes observations le prouvent largement.

Obtenir des succès dans des conditions telles, c'est prouver, sans réplique, la valeur indéniable du système médical que je défends. — Aucune preuve ne vaut celle fournie par les faits : car le fait est là qui absout ou condamne.

Oh ! je vous vois sourire déjà, mes intraitables contradicteurs, et soutenir que ces observations sont enfantées et écrites pour le bien de la cause ; qu'il n'y a absolument rien de vrai ; que tout est de pure invention ! Et la preuve, c'est que je ne donne que les initiales de malades supposés.

Je ne nomme personne, en effet, bien que j'y sois autorisé, et qu'en outre, sachez-le bien, je possède les noms et les adresses des malades cités. — Les mêmes renseignements existent aussi pour leurs médecins habituels comme pour les confrères appelés en consultation. Cette lacune volontaire a quatre raisons.

La première, c'est la défense que m'impose le secret médical, très jolie création faite assurément pour ne pas obliger à faire connaître les erreurs commises dans la pratique. Et je suis dans le vrai, puisque le secret médical n'est pas exigé pour les malades des hôpitaux : il est vrai que la concurrence n'y est pas à craindre, la clientèle y étant toujours trop nombreuse, malheureusement !

La deuxième, c'est qu'il serait mal à moi de blesser la susceptibilité d'un confrère qui, assurément, a fait tous ses efforts dans l'intérêt de son malade.

La troisième tient au respect que je professe pour mes anciens maîtres, dont quelques noms se trouvent dans mes notes : particularité qui donne encore plus de puissance à l'usage de mon système, puisque moi, simple et humble docteur, j'ai eu raison et obtenu des résultats heureux dans des cas où ces hommes, dont je connais toute la science et la valeur médicales, ont avoué se trouver vaincus par la maladie.

La quatrième enfin, c'est que je ne puis exposer mes clients à se voir refuser l'assistance d'un confrère, si ce dernier venait à apprendre qu'ils ont eu la faiblesse d'avoir recours au Dr Espinouse, aidé de Calixte. Un cas de ce genre s'est présenté : j'ai donc le droit de prendre cette raison en considération.

Mais, dans l'intérêt de la science (si on veut bien me tolérer d'y travailler) et pour qu'il ne puisse être fait aucune objection à la véracité et à l'exactitude de mes observations, je me permettrai cette proposition : Que l'on nomme une Commission de médecins sérieux et de la discrétion desquels je puisse être assuré ; que l'on m'affirme *par écrit,* qu'en dévoilant les noms et les adresses des malades cités je ne contreviens pas au secret médical, et je mettrai à leur disposition mes observations complètes, celles que je rapporte n'étant que des résumés ([1]).

Avec des données pareilles, il sera facile, je crois, de contrôler ces faits et de voir s'ils sont aussi exacts que je me permets de l'affirmer.

La plupart se sont passés dans les environs de Bordeaux, où bien des confrères ont chaque jour des relations. — Ces cas, ainsi qu'on peut le voir à la lecture des observations, sont presque tous connus de personnes étrangères à la famille du malade. — Avec un peu de bon vouloir et de tact, les détails les plus intimes pourront être recueillis sans blesser ni le client

([1]) Je pourrai y en ajouter au moins autant de nouvelles.

ni le praticien. Quant à ceux qui regarderaient des confrères de Bordeaux, je n'aurai, pour les convaincre, qu'à leur rappeler dans le pavillon de l'oreille le nom des malades et leur opinion personnelle émise sur l'état de ces derniers. — Ce sera suffisant, me semble-t-il, pour démontrer l'exactitude de mes affirmations.

Plusieurs fois, il m'a été rapporté les appréciations de certains confrères sur mon système de médecine ; et pour preuve de sa fausseté flagrante, ils racontaient, paraît-il, m'avoir envoyé des malades sur lesquels j'avais porté un diagnostic absurde et complètement erroné, *puisqu'il n'avait aucune ressemblance avec le leur*. — A ceci, je répondrai en les renvoyant à la catégorie des cas réussis, et je leur ferai remarquer que ces guérisons ont été obtenues parce que *précisément* la médication instituée par moi était basée sur un diagnostic tout à fait différent de celui porté par les médecins qui, auparavant, avaient vu ces malades.

Donc, quand on a prétendu que mon diagnostic était faux, on a commis un lapsus ; c'est le contraire qu'il eût fallu dire.

Quant au fluide, que j'invoque comme cause agissante, occasionnelle de ces phénomènes surprenants, il m'a été demandé souvent comment il me serait possible de démontrer qu'il existe et que sa communication au sujet magnétique a lieu réellement.

Ma réponse a été fort simple.

Comment prouver que le fluide électrique passe dans le fil télégraphique ? En faisant remarquer que si au manipulateur du bureau télégraphique de Bordeaux, par exemple, on trace le mot *bonjour*, et que le courant soit établi entre Bordeaux et Paris, au récepteur de Paris s'écrira le mot *bonjour*. — C'est la seule preuve qu'on puisse invoquer, je crois.

Eh bien ! par des résultats analogues, je donnerai la preuve qu'il y a réellement du fluide dans *un rapport* et qu'il y a communication avec le sujet magnétisé : en faisant observer (les faits cités le prouvent) que sans renseignements antérieurs, je puis donner des détails parfaitement exacts sur un malade que je n'ai jamais vu ; ou encore dévoiler chez lui une cause de sa maladie, non reconnue et bien différente de celle invoquée par les confrères : point de départ qui, pris pour base de ma médication personnelle, me donne un résultat satisfaisant, complètement opposé à celui annoncé par eux, et par conséquent finalement direct avec mon diagnostic.

La manifestation de ce fluide étant visible, ce fluide doit donc exister.

Enfin, je crois utile aussi de noter que tous les malades cités sont des clients payants. — Leur affirmation ne pourra ainsi être mise en doute.

QU'EST-CE QU'UN RAPPORT?

En magnétisme, on entend par *rapport* un objet porté, touchant la peau, par la personne à consulter. — Il doit être fait de matière capable d'absorption et de conservation de la chaleur et de la sueur. — C'est ainsi que la laine est préférable au coton et celui-ci à la soie, qui ne peut servir. — Il est à remarquer qu'un rapport pris aux extrémités possède plus de force, de fluide que s'il était pris sur toute autre partie du corps (rapprochement à faire avec le fluide électrique).

Il peut encore consister en cheveux coupés très près du cuir chevelu. Des cheveux recueillis sous le peigne ne peuvent servir. Le rapport doit être enveloppé, afin que la chaleur de la personne qui le porte ne s'y communique, ou que la déperdition du fluide ne puisse avoir lieu. — La meilleure enveloppe, c'est la soie, corps isolant.

M. le Dr Dunan, l'un des plus remarquables soutiens du magnétisme animal à notre époque, se sert pour ses consultations de l'urine du malade : moyen analogue à l'emploi de la sueur.

Après avoir essayé de rendre net le fond de la pensée des critiques du zoomagnétisme, voyons maintenant ce que permettent d'en affirmer les faits.

La conclusion pourrait bien être exactement exprimée par cette parodie d'un aphorisme d'Hippocrate (1) :

Scientiam medicorum curationes ostendunt.

---

(1) *Naturam morborum curationes ostendunt* (Hippocrate).

PREMIÈRE CATÉGORIE D'OBSERVATIONS

————

Les 18 faits suivants, outre toutes les autres observations, prouvent l'exactitude des renseignements fournis par le sujet magnétisé sous l'influence seule d'un rapport.

Les observations 10, 11, 12, 13, 14, 15, sont, pour moi, la preuve matérielle, frappante, de l'existence d'une force, d'un fluide, sous l'influence duquel le sujet magnétique éprouve des sensations identiques à celles du malade et s'identifie forcément, pour ainsi dire, avec lui sous cette impression directe.

1. — *M. V..., à ...*

Le 2 septembre 1878, M. et Mme V... prennent une consultation pour ce malade *avec un rapport.*

Il y a de l'oppression, dit Calixte; le cerveau est malade; il divague; il y a des absences; la moelle épinière est prise. — Tout part de la vessie. — Les urines sont chargées. — L'anéantissement est complet. — Les idées sont tristes, — il y a du spleen. — Il faut surveiller ce malade; les idées sont mauvaises parfois.

Mon diagnostic : Affection des centres nerveux; ramollissement cérébral au début.

A ma consultation particulière, ayant fait part de mon diagnostic et de mes craintes aux personnes consultantes,

Mme V... me répond : C'est exactement ce qu'a dit le médecin M. M...

Elle ajoute que la consultation l'a tellement émotionnée qu'elle en tremble encore.

2. — *M. C..., à ...*

Le 28 juillet 1878, le frère de ce malade prend une consultation, *avec un rapport.*

Calixte constate des douleurs effrayantes au niveau de l'estomac et des reins. — Ce malade avale très difficilement. — C'est bien tard, ajoute-t-il, le cas est des plus sérieux. — Sans espoir.

— Les médecins l'ont abandonné, répond le frère.

3. — *Mme R..., à ...*

Le 7 mai 1878, Mme R... vient à la consultation *avec un rapport* de sa belle-mère. — Sa mère est avec elle.

Elle se plaint de l'estomac et de la tête, dit Calixte; elle n'a pas toujours ses idées, elle est jalouse; tout l'offusque, on la dirait malheureuse. — Le cerveau se prend; il y a des étouffements; elle transpire souvent; il y a à craindre qu'elle devienne folle. — Tous ces accidents datent de l'époque de l'âge critique.

La belle-fille affirme tous ces détails, et se tournant vers sa mère, elle ajoute : C'est pour mon malheur!

M. J. R..., employé dans cette famille, m'a affirmé tous ces détails sur le caractère de cette personne.

4. — *Mlle L..., à ...*

Le 18 novembre 1878, M. L... m'envoie *un rapport* de sa fille pour la consulter.

C'est la croissance, dit Calixte, le sang est faible, il y a des langueurs d'estomac. — La poitrine un peu engorgée. — Comme note à ma consultation, je prie M. L... de me donner l'avis de son médecin sur sa demoiselle.

Par une lettre du 24 novembre, Mme L... me fait savoir

que son médecin la dit anémique et la traite par les ferrugineux.

Mon diagnostic était le même.

5. — *Mme H..., à ...*

Le 13 juin 1878, je consulte Mme H... *avec un rapport que m'adresse le mari par la poste.*

Il y a une anémie profonde, un épuisement complet; tout vient du moral qui est affecté. — Dans ma réponse, je prie M. H... de me dire si, en effet, des tracas moraux, des ennuis avaient affligé son épouse.

Par sa lettre du 1er juillet, il m'annonce une amélioration dans l'état de la malade : elle peut se lever, deux fois par jour, et marcher avec des béquilles *(sic);* puis comme réponse à ma demande, Mme H... elle-même me donne de longs détails, qui confirment entièrement la cause étiologique fournie par Calixte.

Par une lettre du 8 décembre, M. H... me fait savoir que son médecin croit aussi à une affection nerveuse : il croit à de l'hystérie.

6. — *Mme P..., à ...*

Le 1er octobre 1878, Mlle P... consulte pour Mme P... *avec un rapport.*

Elle se plaint de l'estomac, de la gorge, dit Calixte; — elle sent comme une boule. — Il y a étouffement alors.

— Oui, est-il répondu.

— Elle éprouve de la fatigue dans la matrice, comme si elle retombait. — Il y a de fortes pertes blanches. — Elle se fait des idées, des cauchemars. — La tête se prend.

— Par moments, dit la personne qui consulte, elle est comme folle.

Diagnostic : Hystérie avec complication du côté du cerveau.

C'est le diagnostic porté par M. le D^r ..., de Bordeaux.

J'ai vu cette malade, plus tard; elle n'a pas conscience de ce qui se passe; elle est toute hébétée, — elle agit machinalement à tout ce qu'on lui commande, étant d'une indifférence extrême.

7. — M. J. M..., à ...

Le 25 septembre 1878, l'oncle et le grand'père de ce malade prennent une consultation, *avec un rapport*.

Il se plaint de l'estomac et de la poitrine, de l'estomac surtout, dit Calixte. — Il étouffe, il a des vomissements, ne peut rien garder dans l'estomac; fièvre continuelle. — Vomit des glaires mélangés de sang. Hémorrhoïdes à provoquer.

Mon diagnostic : Affection de l'estomac.

Les personnes présentes confirment tous ces détails et me disent que les médecins avaient diagnostiqué une gastrite.

Par une lettre du 27 décembre, M. M..., lui-même, me confirme ces détails en entier.

8. — M. L..., à ...

Le 2 octobre 1878, ce malade est consulté par son fils, *avec un rapport*.

Le cerveau est à surveiller, dit Calixte. — Il y a des étouffements, des syncopes. — Le cerveau est pris, il y a parfois des hallucinations. — Les urines sont chargées. — Ce malade est très faible. — C'est un cas très sérieux, désespéré même.

Mon diagnostic : Congestion cérébrale.

M. L... fils me dit que cet accident est dû à un voyage à Paris, et qu'en effet le cas leur paraît sans espoir. Il craint d'être venu trop tard.

9. — Mlle D..., à ...

Le 29 juillet 1878, M. et Mme D... prennent une consultation, pour une de leurs jeunes parentes, âgée de dix-huit ans, *avec un rapport*.

Elle se plaint de la poitrine, de langueurs d'estomac, dit Calixte. — Il y a de la toux; le sang ne circule pas normalement. — Les poumons sont engorgés. — Faiblesse extrême. — Il y a eu beaucoup de chagrins; il est quelqu'un qui l'ennuie : voilà la cause du manque de circulation et des autres accidents. — Le corps n'est malade que parce que le moral est affecté.

M. et Mme D... affirment tous ces détails, qui sont parfaitement exacts, disent-ils, et ils demandent s'il est utile que cette personne vienne elle-même, ou si eux doivent aller auprès d'elle.

— Il vaut mieux qu'elle vienne, dit Calixte, puisque la cause de son mal est là-bas !

10. — *M. C..., à ...*

Le 16 septembre 1878, le père prend une consultation pour son enfant âgé de quinze ans, *avec un rapport.*

Il y a eu des crises, dit Calixte, occasionnées par une affection vermineuse. — Il est presque idiot. — Très faible. — C'est une espèce de crétin. — La moelle épinière est affectée. — C'est tout matière. — Il n'y a plus d'intelligence.

— Il l'a perdue depuis l'âge de six ans, dit le père en pleurant.

— Inutile de dépenser de l'argent, me dit Calixte, vous n'arriveriez à rien.

11. — *Mme B..., à ...*

Le 18 mars 1878, Mme C... se présentait à la consultation, *avec un rapport* de Mme B..., consultée déjà.

Les symptômes annoncés par le somnambule, ce jour-là, dénotaient de fortes douleurs du côté du ventre, et une sensation de brûlure à la matrice. Il ne parla point du rhumatisme pour lequel elle était déjà soignée.

A la consultation du 28 mars, le diagnostic n'est plus le même. Le somnambule me dit : Cette personne est plus souffrante ; il existe des douleurs intolérables dans les reins et à toutes les articulations, surtout aux inférieures. Il y a, par moments, des tremblements nerveux excessivement marqués le long des jambes. Il était donc revenu à l'affection première.

Cette différence dans les deux consultations me fut expliquée ensuite par Mme C... Le 18 mars, en recevant le rapport, Mme C... ayant trouvé son enveloppe déchirée, le replia dans un mouchoir, qui lui sert aux heures de toilette ;

il y avait eu mélange de fluide et c'était l'état de Mme C...
qu'avait constaté le somnambule, et non celui de Mme B...;
En effet Mme C... avait souffert de coliques la veille et
l'avant-veille. — Étonnée de ce qu'elle avait vu, elle n'avait
osé rien dire; elle avait suivi les conseils donnés pour
Mme B... et s'en était parfaitement bien trouvée. C'est à
Mme C... elle-même, que je dois ces renseignements et ces
détails.

12. — *Mme V...*, *à* ...

Le 15 janvier 1878, Mme V... se présentait au cabinet pour
prendre deux consultations, l'une pour sa mère, l'autre pour
elle-même.

Les renseignements donnés par Calixte *avec le rapport* de
la mère furent : Crampes d'estomac, mauvaise bouche,
envies de vomir, douleurs dans les reins.

Je diagnostiquai : Embarras gastrique.

Je crus remarquer que Mme V... n'était pas satisfaite des
renseignements donnés par le somnambule; mais, la sachant
habituée du cabinet, j'attendis ses réclamations, si besoin
était. — N'ayant rien ajouté, je crus avoir fait erreur.
Quand elle revint pour ma consultation particulière, cette
dame me dit alors : Qu'elle était fort surprise d'avoir vu
Calixte se tromper, chose qui, pour elle, ne lui était jamais
arrivée.— Lui ayant fait reproche de ce qu'elle n'avait pas
réclamé en temps opportun, elle me répondit qu'elle avait été
tellement surprise de ce qu'elle avait entendu, qu'elle n'avait
osé le faire; car, ajouta-t-elle, tout ce qu'a dit le somnambule
se rapporte à l'état actuel de la servante; le somnambule
avait parfaitement bien reconnu les désordres gastro-intes-
tinaux se manifestant chez la domestique, depuis quelques
jours. Ce phénomène d'abord incompréhensible me fut
bientôt expliqué par les détails suivants ([1]) :

La servante, au lieu de prendre le rapport directement sur
le corps de la malade, avait purement et simplement plié un
des gilets mis au linge sale. Il n'existait donc plus de fluide

([1]) C'était le premier cas de ce genre qui se présentait à mon observation et qui me frappait.

appartenant à la malade. La servante, en portant et pliant le gilet, avait laissé de son fluide à elle ; voilà comment le somnambule avait pu examiner la servante et non la malade, qu'on voulait lui présenter.

Ne pouvant donc donner ma consultation, je priai Mme V... de vouloir bien revenir avec un nouveau rapport.

Le 19 janvier, la nouvelle consultation me permettait de constater de l'oppression, des étouffements et une faiblesse extrême.

Comme on le voit, les diagnostics étaient complètement différents ; c'était bien de Mme V..., la mère, qu'il s'agissait cette fois et qui est d'un grand âge.

13.

Le 14 novembre 1877, M. D..., venu déjà plusieurs fois à la consultation pour Mme B..., se présente, ce jour, pour prendre quatre consultations. Les deux premières se passent parfaitement. Arrivé à la troisième, M. D... me dit que c'était pour sa femme.

— Ah ! quelle odeur, me dit Calixte, quelle suppuration, en faisant un geste de dégoût !

— Mais il n'y a pas de suppuration, dit alors M. D...

— Comment, reprend Calixte, je le vois bien ; je le sens bien surtout.

Je cesse alors de consigner mes renseignements, craignant que le somnambule ne fît erreur, ou que le *rapport* n'ait été mal pris. Le somnambule insistant sur les détails déjà connus, je m'adressai à M. D... et je lui demandai s'il était sûr du *rapport* qu'il présentait. Jetant alors les yeux sur son panier ouvert à côté de lui : Ah ! me dit-il, c'est moi qui fais erreur. Ce n'est pas le rapport de ma femme, mais bien celui d'une voisine, qui, en effet, est dans un état pitoyable. Le somnambule avait donc raison.

La consultation reprend son cours ; et je puis diagnostiquer une maladie de la peau des plus sérieuses : soit un eczéma, soit un pemphigus.

Le pronostic fut naturellement désespérant.

A ma consultation particulière, par un complément de

renseignements fournis par M. D..., je pus me rendre compte de l'exactitude des détails fournis par le somnambule. — On croyait à la lèpre.

14. — Mlle D..., à ...

Le 26 mars 1878, un monsieur se présente à ma consultation *avec un rapport*. C'est d'une jeune dame de vingt et un ans dont il s'agit.

Renseignements dus à Calixte : Langueurs d'estomac ; envies de vomir ; suspension des règles ; sang faible ; matrice malade ; on craint une grossesse. — Le somnambule ne peut affirmer d'abord.

Après un moment de réflexion, Calixte dit que le moral est affecté par cette idée. Puis, s'adressant à moi : Cessez la consultation ; vous avez affaire à un cas très délicat. Votre intervention est complètement inutile. — Il y a grossesse. — Tous ces détails, tant ceux qui ont rapport aux symptômes décrits par Calixte, que ceux concernant la proposition indélicate que l'on venait faire, me sont confirmés entièrement par la personne présente, qui s'excuse de sa démarche.

15. — Mlle C..., à ...

Le 12 mars 1878, une personne se présente à la consultation pour Mlle C..., âgée de vingt et un ans, *avec un rapport*.

Renseignements donnés par Calixte :

Etouffements, toux, tempérament anémique, très faible. — Elle a des envies de vomir, les règles sont arrêtées, voilà la cause de tous ces accidents. — Mais, ajoute-t-il avec précipitation, elle est enceinte !

La personne consultante devient pâle, et dit : — Ah ! c'est ce que l'on craignait !

L'affirmation du somnambule est telle, que je ne doute nullement de l'exactitude de ces détails.

Ayant d'autres malades de la même localité, je priai Mmes X... de vouloir bien m'informer de ce qui se passerait concernant cette demoiselle, sans leur faire connaître la nature de mes informations.

Le 6 juin, Mme M... me disait que cette personne avait accouché d'une petite fille. — C'était un bruit public.

16. — *M. G..., à ...*

CONSULTATION PRISE PAR LE RAPPORT DIRECT DU MALADE AVEC CALIXTE.

Le 11 juin, M. G... vient se consulter lui-même. Il est accompagné de sa mère et de sa sœur.

Renseignements fournis par Calixte : Souffre de l'estomac et du cœur, *il y a des crises la nuit*, les urines sont chargées. Devant le malade, il ajoute qu'il n'y a rien de sérieux pour le moment et qu'il a besoin de soins.

Ces personnes étant sorties du cabinet, je continue à prendre des renseignements auprès de Calixte, car le cas me paraît sérieux. — Il me dit alors : C'est un homme qui marche à l'idiotisme, ce sont des crises d'épilepsie.

Une heure après, j'avais la preuve certaine de l'exactitude de ces détails, car j'étais obligé de donner mes soins à ce malade, qui avait une crise des plus caractérisées. — De plus, Mme T..., sa voisine, me disait qu'elle connaissait l'infirmité de ce malheureux, mais que jamais elle n'avait assisté à une de ses crises; détail qui semble confirmer la restriction faite par Calixte : *crises la nuit*.

Le 1er juillet, nouvelle consultation *avec un rapport*. — Le diagnostic est le même, ainsi que le pronostic. Calixte me dit : Annoncez à la famille qu'il est inutile de continuer les consultations, cet homme ne guérira jamais.

La mère me dit ensuite que son fils est atteint de cette maladie depuis l'âge de seize à dix-sept ans. — Détail nouveau qui corrobore les renseignements du somnambule pour l'avenir.

17. — *Famille L...*

Au mois d'avril 1878, M. B... m'adresse M. L... voulant consulter trois de ses parents : le père, la mère et l'enfant, *avec leurs rapports*.

D'après les détails fournis par Calixte au contact de chacun de ces rapports, j'eus à diagnostiquer des fièvres intermittentes ayant amené un état cachectique très prononcé.

Pour chaque malade, l'état fébrile fut annoncé et tous les renseignements confirmés par le consultant.

Ces malades, me dit M. L..., venaient de la Bretagne qu'ils avaient habitée quelques années. La guérison a été promptement obtenue. Le 23 décembre, M. B... me rappelait ce cas.

18. — M. R...

CAS OU J'AI CONSTATÉ MOI-MÊME L'EXISTENCE DE LA FIÈVRE ANNONCÉE.

Le 15 mai 1878, M. R..., âgé de vingt-quatre ans, vient à la consultation accompagné de sa mère et de sa grand'mère.

Un *rapport* est remis.

Il y a de la fièvre, des serrements de cœur, une faiblesse générale; le système nerveux est très surexcité. — A tous ces détails, la mère répond: Non, et M. R... et la grand'mère affirment. — Impatientée, la mère dit alors, en s'adressant à son fils: Réponds alors, puisque c'est pour toi. — Sachant cela, j'enlève le rapport et je mets le malade en contact direct avec le somnambule, qui insiste encore sur ces premiers détails et surtout sur le mouvement fébrile, dû à une surexcitation nerveuse.

Le malade confirme à mesure.

— Ah! dit Calixte, je vois ce qui vous préoccupe; c'est cela, ajoute-t-il en me montrant une tumeur, située à la partie supérieure et interne de la main — ce n'est pas là l'essentiel.

— Je prends alors le bras de M. R..., et je constate en effet de l'accélération du pouls qui, dit le malade, existe depuis que son médecin lui a parlé d'une opération.

Calixte avait donc pu constater l'existence d'une fièvre nerveuse avec *le rapport seul* et sans le contact direct du malade.

DEUXIÈME CATÉGORIE D'OBSERVATIONS

OBSERVATIONS DÉMONTRANT L'EXACTITUDE DES PRONOSTICS OU LA FACULTÉ DE PRESCIENCE

Il est fait mention du même phénomène dans les observations suivantes :

44, 47, 53, 54, 55, 56, 57, 59, 69, 70, 71, 72, 76, 77, 83, 85, 86, 89, 90, 91, 92, 101, 103, 104, 105, 107.

---

19. — Mme D..., à ...

Le 10 juillet 1878, M. D... et sa belle-mère prennent une consultation pour Mme D..., *avec un rapport.*

Détails dus à Calixte :

Elle se plaint de l'estomac et de la poitrine. — Il y a des picotements à la gorge, qui occasionnent de la toux. — Elle est essoufflée. — La respiration très gênée. — Il y a eu des pertes blanches. — Voilà le point de départ. — Les digestions sont difficiles. — Cette malade est très faible. — Il y a des envies de vomir.

Mon diagnostic : *Gastralgie, d'abord; phthisie — cas sérieux.*

Ces détails sont confirmés par les consultants. (La belle-mère est tellement émotionnée, qu'elle se replie sur ses genoux, n'ayant pas la force d'aller chercher une chaise.)

Le 30 octobre, le mari m'apprend (par une lettre) la mort de sa femme.

20. — M. M..., à ...

Le 28 juillet 1878, je reçois un rapport de M. M..., adressé par sa belle-sœur.

Les détails que donne Calixte me permettent de diagnostiquer une phthisie au dernier degré.

Le cas lui paraît très sérieux, et il me conseille de ne pas m'en charger :

Ce que j'ai écrit à la famille.

Au mois d'octobre, Mme M... me dit que le malade vit encore; mais l'on croit qu'il n'ira pas loin.

Le 19 novembre, cette dame m'annonce sa mort.

21. — M. D..., à ...

Le 7 octobre 1878, M. D... prend une consultation, *avec un rapport*, pour son enfant âgé de deux ans.

Quelle fièvre, dit Calixte! — Il est toujours brûlant et en transpiration. — Il est très faible; on entend des gargouillements. — Il tousse. — C'est un cas fort sérieux.

Mon diagnostic : *Tuberculisation*.

A ma consultation particulière, M. D..., en présence de M. St-G..., me dit que son médecin a constaté que le poumon droit était malade.

Comme antécédents de famille, il me dit aussi que la mère tousse depuis longtemps.

Il y a eu ensuite complication du côté du cerveau. M. B... m'a annoncé la mort de cet enfant.

22. — M. B..., à ...

Le 5 septembre 1878, le neveu de ce malade prend une consultation *avec un rapport*.

Il se plaint de l'estomac et du cœur; dit Calixte; la tête aussi est souffrante. Par moments il n'a pas ses idées, il y a des hallucinations.

— Quelquefois, est-il répondu.

— Il est très faible, il s'en va largement.

— Oh! oui! répond le neveu.

— La moelle épinière et le cœur sont malades.

Le neveu étant sorti, Calixte me dit : Vous avez affaire à un cas très grave. — Ce malade n'ira pas loin.

Je fis part de ces renseignements au neveu à ma consulta-

tion particulière ; il me dit qu'on avait vu un grand nombre
de médecins et qu'en effet son oncle était complètement
épuisé et laissait à sa famille bien peu d'espoir.

23. — M. H..., à ...

Le 16 octobre 1878, Mme H... prend une consultation pour
son mari, *avec un rapport*.

D'après les renseignements fournis par Calixte, je diagnostiquai : Phthisie au dernier degré. — Comme pronostic,
Calixte me dit : *Ce ne sera pas long !* (Textuel.)

La seconde consultation a lieu le 29. — Le cas me
paraissant tellement désespéré, je conseillai à Mme H... de
ne pas continuer les consultations.

Le 4 novembre, M. H... mourait.

24. — M. D..., à ...

Le 24 avril 1878, Mme F..., en compagnie de Mme D...,
grand'mère, se présente à la consultation *avec un rapport* de
M. D... fils.

Aussitôt, le somnambule porte les mains à la poitrine,
l'indiquant comme point affecté. Mais, ajoute-t-il, il y a eu
des frissons dans la poitrine, dans le dos ; la chaleur semblait
ne plus y exister, il fallait le frotter souvent, ce qui lui
procurait du bien-être. Il est très faible ; il y a de la fièvre.
— Vous me donnez un cadavre. Le côté gauche de la poitrine est le moins malade.

Tous ces détails sont affirmés par les personnes présentes,
et Mme F..., à ma consultation particulière, me le confirme
de nouveau. — Étant à Arcachon avec la famille, me
dit-elle, c'était elle-même qui frictionnait le malade, qui
avait pour elle un grand attachement. — Elle me donne
aussi quelques détails sur la famille. La phthisie pulmonaire
y a fait déjà deux victimes.

Mon pronostic fut, malheureusement : sans espoir.

Le malade, à ce moment, se trouvait à M..., d'où m'arri-
vait le *rapport*.

Une quinzaine de jours après, mon pronostic se réalisait.

25. — *M. T..., à ...*

Le 16 avril 1878, Mme T... et sa belle-sœur viennent prendre une consultation pour M. T..., âgé de cinquante ans, *avec un rapport.*

Il y a en ce moment, dit Calixte, plénitude de l'estomac ; le malade éprouve aussi de fortes douleurs au sein gauche, comme une crampe. — Il y a des crises fréquentes. — Et s'adressant à moi : — C'est la moelle épinière qu'il faut surveiller. — Vous avez affaire à un cas fort sérieux.

Le 4 mai, d'après les nouveaux renseignements de Calixte, je diagnostique un ramollissement des centres nerveux, au début.

Comme pronostic, Calixte me dit : Vous n'obtiendrez pas de guérison ; *cet homme deviendra fou.*

Le 6 juin, Mme T... étant à la consultation pour elle-même, je lui demandai des nouvelles de son beau-frère. Elle me répondit : — Hélas ! vous aviez bien raison, le malheureux est devenu fou, il est enfermé.

Le 6 octobre 1878, ce malade est mort.

26. — *M. B..., à ...*

Le 18 mars 1878, M. B..., *avec un rapport* de son frère âgé de vingt-trois ans et en compagnie d'un sien cousin, se présente à la consultation,

Langueurs d'estomac ; pas d'appétit ; oppression ; toux fréquente ; — traité comme phthisique ; il y a longtemps qu'il est malade ; — trop tard ; guérison impossible.

Détails écrits au courant de la plume à mesure que parle Calixte.

Les pleurs du frère et l'ahurissement du cousin sont pour moi une preuve de l'exactitude des renseignements fournis.

Le 1er avril, le même M. B..., en compagnie de son plus jeune frère, revenait à mon cabinet.

Ils étaient en deuil de leur frère mort le jeudi précédent : le pronostic avait donc été exact.

27. — M. M..., à ...

Le 25 avril 1878, M. M... père vient prendre une consultation, *avec un rapport* de son fils âgé de vingt-cinq ans.

— Oh! Monsieur, me dit Calixte, voilà encore un malade perdu qu'on vous mène; c'est un cadavre; le corps *ruisselle (sic)* de transpiration; fièvre intense. — La poitrine est prise entièrement.

Le père affirme, et il ajoute en pleurant qu'il craint bien que nous n'arrivions à rien.

Mon diagnostic : Phthisie au dernier degré.

Pronostic : Cas désespéré.

Le malade, en effet, est mort le 23 juin 1878. Une lettre du père, datée du 1er décembre, me l'annonce.

28. — M. S..., à ...

Le 18 juin 1878, M. E..., gendre du malade, vient à la consultation *avec un rapport*.

Détails dus à Calixte : Étouffements; ça lui porte au cerveau qui est affaibli; — intelligence diminuée. — A une époque il y a eu des vomissements; — très faible et voûté; — tombera en enfance; — cas très grave; — pas d'espoir.

Tous ces détails sont confirmés par M. E..., qui me demande alors le nom de la maladie dont je crois son beau-père atteint.

— C'est à un ramollissement cérébral que nous avons affaire, répondis-je.

— C'est le mot, ajoute-t-il, prononcé par les médecins qui lui ont donné leurs soins.

Quant au pronostic, il est aussi absolument le même que celui porté par le Dr D..., médecin de la famille.

29. — M. R... fils.

Le 24 avril 1878, M. F..., oncle du malade, se présente à la consultation *avec un rapport* de ce dernier.

Crises fréquentes; cris aigus; tête douloureuse; les cris existent depuis quelques jours seulement; fièvre intense;

ventre ballonné; détails fournis par Calixte. — Il m'ajoute :
C'est un cas très sérieux auquel vous avez affaire. — Pas
d'espoir.

Mon diagnostic : Méningite aiguë.

A ma consultation particulière, je demandai à M. F..., ce
qu'en avait dit le médecin de la famille? Il a dit que c'était
une maladie de la tête; il voulait lui faire raser la tête et
y appliquer un vésicatoire. Nous ne l'avons pas voulu.

Il est facile de voir que ces simples détails corroborent
entièrement le diagnostic porté par moi, d'après les
renseignements fournis par Calixte.

Une lettre de M. F..., datée du 18 novembre, m'annonce
que cet enfant est mort le surlendemain du jour de la
consultation.

30. — M. J..., à ...

Le 15 septembre 1878, Mmes J... prennent une consultation
pour un enfant âgé de dix ans. La consultation est prise
avec un rapport.

Calixte me dit : Vous avez affaire à une congestion
cérébrale. — C'est un enfant anémique. — Il se plaint des
reins et de l'estomac. — Il a des envies de vomir. — Il est
assoupi. — Constipation.

Mon diagnostic : Méningite aiguë avec épanchement.

Pronostic : Cas fort sérieux.

Les personnes présentes me disent qu'il y a quinze jours
que l'enfant est malade et que le médecin a dit que c'était
une insolation.

L'enfant est mort le 18 septembre

31. — M. M..., à ...

Le 28 août 1878, la sœur de ce malade, déjà consulté
quelquefois, prend une nouvelle consultation *avec un rapport,*
malgré le beau-père qui n'était pas partisan du système.

Cet homme s'en va, dit Calixte; ses forces sont épuisées,
— si on insiste sur l'emploi de l'opium, la fin ne se fera pas
attendre. — Tout ce que vous avez à faire, me dit-il, c'est

d'essayer de relever les forces. — C'est un cas désespéré, ajouta-t-il, après le départ de la consultante.

Le 5 septembre suivant, Mlle M.... prend de nouveau une consultation pour sa mère. — Elle m'annonce la mort de son frère.

Comme on le voit, le pronostic ne s'était pas fait longtemps attendre.

32. — Mme B..., à ...

Le 14 septembre 1878, M. B... prend une consultation pour sa femme, *avec un rapport*. M. N..., est présent aussi à la consultation.

Elle se plaint de la matrice et de l'estomac. — C'est une personne usée. — Le cas est fort sérieux. — Il n'y a pas d'espoir. — Elle n'ira pas loin.

Le mari confirme l'exactitude de cet état. C'est en dernier ressort que sur l'invitation de M. N... il s'est rendu au cabinet, dont il ignorait, dit-il, malheureusement l'existence ([1]).

Le 30 septembre, M. N..., prenant une consultation pour sa fille, m'annonce que Mme B... est morte quelques jours après la consultation

33. — M. L..., à ...

Le 13 août 1878, Mlle L... prend une consultation pour son père, *avec un rapport*.

Il se plaint de la vessie, dit Calixte, c'est un corps usé ; il y a des hallucinations, des peurs.

— Continuellement, répondit-elle.

— Il y a un ramollissement de la moelle ; les facultés s'en vont ; c'est un homme très fort, plus fort que moi, ajoute Calixte. — Surveillez le cerveau. — C'est un cas fort sérieux.

([1]) GUÉRISON. — M. N..., présent à la consultation, complète cette affirmation et m'annonce aussi le rétablissement parfait de son épouse que j'ai traitée sans l'avoir jamais vue et simplement sur les renseignements fournis par Calixte.

(Il est inutile de revenir, me dit-il ensuite.)

Dans le courant de septembre, M. D... m'annonçait la mort de ce malade.

34. — M. L..., à ...

Le 22 septembre 1878, M. M... fils prend une consultation pour son neveu, *avec un rapport*.

Il y a de la fièvre, dit Calixte; il a vomi, la tête est prise; constipation opiniâtre. — C'est un peu tard.

Mon diagnostic : Méningite aiguë. — Cas très sérieux.

Le 24 du même mois, nouvelle consultation prise par le grand-père.

Il ne dort pas, dit Calixte, il secoue la tête, pousse des cris; le ventre est brûlant. — Le cas est désespéré.

Je demande au grand-père ce qu'en pense le médecin :

— Il le soigne pour la tête, répond-il.

Le 1er octobre, Mme M..., prenant une consultation pour ses enfants, m'annonce la mort de ce malade et me dit que c'est bien d'un épanchement cérébral qu'il est mort.

35. — M. L..., à ...

Le 26 août 1878, un ami de la famille prend une consultation, *avec un rapport* de ce malade.

Il y a une faiblesse générale, dit Calixte; il y a du spleen, des idées baroques. — Il se fait des illusions. — Il a des peurs. — Par moments, se manifestent des tressaillements nerveux. — Autrefois, il a eu des envies de vomir; mais il y a une affection de la vessie, qui est le point de départ de ces vomissements et de l'affection de la moelle, qui existe. — La tête n'est pas bien; il y a à craindre pour le cerveau. — *Il déménage*. — C'est un cas très sérieux.

La personne présente affirme tout, et me raconte ensuite à ma consultation particulière, et en présence de M. D..., l'histoire de ce malade, qui ne fait que confirmer cette observation.

— Pour la famille, dit-il, le cas est complètement désespéré.

36. — M. L..., à ...

Le 20 juillet 1878, Mme L... prend une consultation pour son mari, *avec un rapport*.

Il se plaint de l'estomac et du cœur, dit Calixte, mais surtout de la vessie. — C'est le point de départ des autres accidents. — Les douleurs se répercutent du côté de la moelle épinière, qui est enflammée. — Il y a des idées sinistres, du spleen. — Des graviers existent dans la vessie. — Le cas est dangereux; car le ramollissement de la moelle est à craindre.

— C'est ce que craignent les médecins, ajoute Mme L...

— Le cerveau est à surveiller.

Mon diagnostic : Inflammation de la moelle consécutive à une affection de la vessie (gravelle).

Pronostic : Cas fort sérieux.

Le malade est mort quelques jours après cette consultation.

37. — M. J..., à ...

Le 11 août 1878, Mme J..., accompagnée de Mme R... prend une consultation pour son mari, *avec un rapport*.

Il se plaint de l'estomac, il y a des picotements à la gorge; il tousse jusqu'à vomir; il est très faible; il y a toujours de la fièvre; le ventre est enflammé. — Cela tient à la quinine qu'il a prise. — Il y a des éructations continuelles, ajoute Calixte en imitant le malade. — La poitrine est prise. — Il est bien malade.

— Excès de boissons comme cause. — Cas fort sérieux.

Tous ces détails sont confirmés par les personnes présentes.

Mon diagnostic : Phthisie au dernier degré, est le même que celui porté par le docteur H...

Le 16 octobre, Mme M... m'annonce la mort de ce malade.

38. — Mlle M..., de ...

Le 23 septembre 1878, le grand-père et la grand'mère prennent une consultation *avec un rapport* pour leur petite fille âgée de quatorze ans.

C'est encore une erreur, dit Calixte, faisant allusion au point de départ de la maladie. — C'est le sang qui était cause de tout. — Elle tousse, il y a des picotements à la gorge, elle est très faible, elle étouffe, elle a craché du sang. — Par moments elle devient pourpre.

Les grands parents répondent par l'affirmative à toutes ces questions et disent que les médecins croient à une maladie de poitrine.

Le cas me semble fort sérieux.

Le 29 septembre, nouvelle consultation. Calixte insiste de nouveau sur la cause étiologique : âcreté de sang, difficulté des règles. — La fièvre est continue, cette malade n'est pas bien. — C'est un cas fort sérieux. — Elle est comme un morceau de bois.

Le 18 novembre M. D... m'annonce que cette personne est morte il y a quelques jours.

39. — M. C..., à ...

Le 11 mai 1878, M. C..., en compagnie de M. M... son voisin, vient prendre une consultation *avec un rapport* de son frère âgé de vingt-deux ans.

Fièvre intense; picotements à la gorge occasionnant une toux violente, après laquelle le malade n'en peut plus. — Respiration difficile, étouffements; est malade depuis long-temps (depuis trois mois, ajoute le frère); cas fort sérieux; bien peu d'espoir.

Tous ces détails étant confirmés par les personnes présentes, je diagnostique : Phthisie au dernier degré.

A ma consultation particulière, en faisant part au frère de mon peu d'espoir d'arriver à la guérison, il me dit que le Dr B..., leur médecin, l'a condamné aussi.

Le somnambule m'ayant ajouté que la maladie avait pour cause une peine, des tracas moraux, j'en fais part au frère. Il me répond qu'il ne lui a jamais connu aucune cause de peine et de chagrin; mais il ajoute que son frère était un travailleur et qu'il songeait sans cesse à l'élévation de sa position dans l'état militaire.

Comme on le voit, symptômes, diagnostic, cause étiologique sont parfaitement exacts. On verra plus loin pour l'exactitude du pronostic.

Le 11 mai, nouvelle consultation.

L'état du malade est tellement grave que le frère hésite à faire la dépense des médicaments.

Une lettre du frère en date du 11 novembre m'annonce que le malade est mort le 6 juin.

40. — M. C..., à ...

Le 5 mars 1878, M. C..., oncle du malade, vient le consulter *avec un rapport*.

Tous les renseignements que me fournit Calixte me donnent à comprendre que j'ai affaire à une phthisie au dernier degré. On pourra soulager et prolonger le malade; mais pour le guérir, inutile de l'espérer.

A ma consultation particulière avec l'oncle, ce dernier me dit que le certificat délivré par les médecins de l'hôpital militaire de Montpellier constate cette maladie, pour laquelle ils l'ont réformé.

Après quelques péripéties de bien et de mal, des épistaxis abondantes étant survenues, le malade a fini par succomber dans les premiers jours du mois d'avril 1878.

Le relevé de ma consultation du 3 avril porte ce pronostic : Cas désespéré.

41. — M. L..., de ...

La belle-sœur de ce malade prend une consultation le 4 décembre 1878, *avec un rapport*.

Il n'y a plus de forces, dit Calixte, il est épuisé. — Ne vous en chargez pas : c'est de l'argent qu'on dépenserait inutilement. — C'est trop tard.

— Nous le voyons bien, dit la belle-sœur; mais c'est pour le contenter que nous sommes venus.

Le point de départ, dit Calixte, a été une affection du foie. — C'est le chagrin qui le tue.

Mon diagnostic : Phthisie au dernier degré.

— C'est un véritable cadavre, ajoute Calixte.

La belle-sœur dit ensuite que leur médecin a invoqué aussi

le chagrin comme cause d'épuisement lent et qu'il a recommandé de ne pas laisser seul ce malade.

42. — *Guérison.*

Elle m'annonce en même temps la guérison de son autre beau-frère, que j'ai soigné pour une gastralgie, ayant pour point de départ une affection de vessie. — Il a repris ses travaux.

43. — *M. N..., à ...*

OBSERVATION REMARQUABLE DE PRESCIENCE.

Le 9 février 1878, M. N... vient consulter pour son frère *avec un rapport.*

Renseignements donnés par Calixte :

Crampes d'estomac, idées tristes, baroques ; précautions à prendre : *idée fixe, arrêtée de suicide.*

Les autres consultations prises par les frères au point de vue de l'idée fixe du suicide, sont venues confirmer le premier renseignement donné par Calixte, qui m'a toujours fait insister sur ce détail.

Le 3 avril, M. M... m'annonçait que ce malade s'était coupé la gorge la veille. — Quelques jours avant, un de ses frères l'avait saisi et retenu au moment où il s'élançait par la croisée.

M. R... me parla aussi de ce malheureux : ses frères m'avaient annoncé l'amélioration obtenue ; mais ce qui les épouvantait, c'est, me disaient-ils, que vous ajoutiez toujours : Surveillez votre frère !

Deux autres faits analogues se sont produits aussi. — Je ne fais que les rappeler, les noms et les adresses ne pouvant être retrouvés. (Ce sera pour plus tard, je l'espère.)

TROISIÈME CATÉGORIE D'OBSERVATIONS

FAITS QUI PROUVENT LA RÉALITÉ DU PHÉNOMÈNE DE SECONDE VUE OU DE LA TRANSPOSITION DES SENS

Ce même phénomène a été constaté dans les observations suivantes :

13, 33, 41, 78, 79, 80, 85, 86, 87, 88, 89, 108, 110.

---

44. — Mlle B..., à...

Le 27 juillet 1878, M. B... père prend une consultation *avec un rapport* de sa fille.

Elle se plaint de l'estomac et de la poitrine, dit Calixte; elle tousse, jusqu'aux envies de vomir. — Qu'est-ce qu'on a mis sur ce côté, dit-il, en indiquant le côté droit; c'est un emplâtre?

— Oui, répond le père, un vésicatoire.

— C'est à la circulation du sang mal établie, que l'affection actuelle est due. — La poitrine est prise. La malade n'a que la peau et les os. — C'est un vrai squelette.

Le père présent affirme tous ces détails.

A ma consultation, il me fait part de son étonnement, et me dit que dans sa famille il n'y a jamais eu d'affections de poitrine, pas plus que chez sa femme.

Mon diagnostic : Phthisie avancée, ayant pour point de départ une congestion pulmonaire due elle-même à la difficulté dans l'établissement des menstrues.

Le 3 août suivant, nouvelle consultation. — C'est un cas grave, — c'est un squelette, dit de nouveau Calixte. — Cependant, elle a été un peu plus calme il y a deux ou trois jours.

9

— Oui, dit le père ; mais depuis, elle souffre beaucoup de l'estomac et du ventre. — C'est surtout à la *bouche* de l'estomac qu'elle souffre, ajoute-t-il.

Il me dit aussi, quand je lui fis part des craintes que j'ai pour son enfant, que M. V..., son médecin, n'avait plus aucun espoir, et l'avait abandonnée.

Une voisine, Mme D..., m'a appris la mort de cette malade .

45. — M. L..., à ...

Le 11 septembre 1878, Mme L... prend une consultation pour son frère, *avec un rapport*.

Il se plaint de l'estomac et du ventre, dit Calixte, la respiration est gênée. — C'est grave. Il a été opéré d'une hydrocèle, et le médecin le soigne pour une péritonite, dit la sœur. — Je le crois bien malade, ajoute Calixte ; ce vésica-toire que l'on a appliqué sur le ventre aggravera la situation. — Il y a un abcès qui se forme dans les bourses. — Le cas est sérieux.

Mme L... répond que l'on n'a pas appliqué de vésicatoire ; mais Calixte insiste, et c'est lui qui avait raison, comme on va le voir.

Quand Mme L... avait laissé le malade, le vésicatoire n'était pas posé ; mais pendant son absence, visite avait été faite par le médecin, et le vésicatoire avait été ordonné et appliqué.

Aussitôt arrivée, Mme L... s'informe si réellement il y avait un vésicatoire, chose qu'elle ignorait ; on lui répond qu'il y a à peine une heure que, sur l'ordre du médecin, il a été posé.

Mme L..., dont la confiance dans le système est très grande, s'empressa de le faire enlever, et la médication conseillée fut suivie.

Le 12 septembre, nouvelle consultation, que je fus obligé de refuser, le cas paraissant trop grave à Calixte [1]. Il parle encore de l'abcès.

Le 15, j'appris de Mme L... même, en présence de plusieurs personnes, les détails qui précèdent : pour ne pas épouvanter

[1] Cette raison n'était pas la seule.

le malade, elle avait insisté sur la médication conseillée, sans parler de mon refus.

Le malade se trouvait beaucoup mieux.

Le 6 octobre, Mme L... vint consulter pour deux malades de A..., que je soigne depuis plusieurs mois. Je lui demandai des nouvelles de son frère. — Elle me raconta qu'on avait été obligé de lui faire une large ouverture aux bourses et que l'abcès, annoncé par Calixte et nié par le médecin, avait été ouvert.

Sous le coup de l'injection, il y a eu tympanite, complication nouvelle, pour laquelle on soigne le malade en ce moment.

J'ai appris que, malgré ces complications, la fin de cette maladie avait été heureuse.

46. — Mme D..., à ...

Le 4 février 1878, M. D... vient consulter pour sa femme âgée de trente-trois ans et pour son enfant âgé de huit ans, *avec deux rapports*.

Renseignements donnés par le somnambule sur Mme D.... Elle se plaint de la matrice et de l'estomac; — perte blanches, faiblesse extrême, tempérament plus que lymphatique. — Calixte me dit ensuite : Qu'est-ce que je vois? des béquilles. Ah! ajoute-t-il, en s'adressant au consultant, et se touchant la jambe, votre femme *n'a qu'une jambe?*

— Oui, répondit M. D..., elle a été amputée, il y a sept à huit ans.

47

Passons à l'enfant : aussitôt, le somnambule porte la main à la hauteur de la fosse iliaque droite et annonce la présence d'une grosseur; pour ces deux malades le tempérament était le même, tempérament scrofuleux.

Diagnostic : Abcès de la fosse iliaque droite.

Pronostic : Rien à faire; cas désespéré.

Le 25 avril, M. B..., du même end oit, étant à ma consultation, je lui demandai s'il connaissait la famille D...

— Oui, me dit-il, vous voulez parler de celui dont la femme a une jambe de bois.

Ce renseignement était donc exact. Quant à l'enfant, il me dit qu'il était mort d'une tumeur au ventre à la suite d'un coup reçu dans cette région.

Comme on le voit, sans avoir connu cette famille, j'en savais autant que le voisin.

Le 17 décembre, M. N... fils me donnait les mêmes renseignements.

48. — M*me* E..., à ...

Le 15 novembre 1878, M. M..., dont je soigne la fille, m'envoyait *un rapport* de M*me* E... pour la consulter.

On a mis un emplâtre, dit Calixte ; vous avez affaire à une femme arrivée à l'âge critique. Il y a des douleurs à toutes les articulations.

Quand nous arrivâmes à la médication, Calixte m'ayant dit de faire frictionner surtout sur le point *où était l'emplâtre,* je pris note de ce détail et je voulus en avoir la certitude complète.

Je priai donc M. M... de me faire savoir si M*me* E... avait sur quelque point du corps un emplâtre ou un vésicatoire.

Par une lettre du 18 novembre, M. M... me répondait : « *Que M*me* E... avait sur la poitrine un petit emplâtre de poix de Bourgogne et un morceau de sparadrap anti-rhumatismal à la croix des épaules.* » (Textuel.)

49. — M*me* S..., à ...

Le 19 juin 1878, M*me* S... mère se présente à la consultation *avec deux rapports,* l'un pour son fils âgé de trente quatre ans, l'autre pour sa bru âgée de vingt-six ans.

Pour son fils, mon diagnostic, d'après les renseignements donnés par Calixte est : Phthisie avancée.

— M. le D*r* D..., son médecin, le soigne en effet, me dit la mère, pour une maladie de poitrine. — Aussitôt en contact avec le rapport de la bru de M*me* S..., Calixte porte la main au niveau du cœur, et demande si ce ne sont pas des

frictions que l'on a faites à ce point-là ; — il ajoute ensuite :
— Il y a une grosseur : ça va éclater.

Mon diagnostic : Abcès du sein gauche.

Ayant conseillé à Mme S... de faire ouvrir cet abcès le
plus tôt possible, si l'ouverture naturelle tardait trop à se
faire, elle me répondit que la malade avait refusé déjà.

Comme on le voit, mon diagnostic : Abcès du sein, était
parfaitement exact.

Le 10 décembre, M. M... me dit que le fils s'en va de la
poitrine.

50. — Mme C..., à ...

Le 18 novembre 1878, M. C... prend une consultation
pour sa femme, *avec un rapport.*

Vous avez affaire à une âcreté de sang, me dit Calixte ;
elle se plaint du pied et d'un peu partout. — Il y a une
démangeaison générale. — C'est un sang vicié. — Elle est
mal hypothéquée *(sic).*

Mon diagnostic : Affection de la peau.

Le mari me dit que les médecins ont dit que c'était la lèpre.

51. — Mme B..., à ...

Le 27 novembre 1878, Mlle B... prend une consultation
pour sa mère, *avec un rapport.*

Elle se plaint de la matrice et de l'estomac ; elle est faible
des jambes, dit Calixte ; vous avez affaire à une âcreté du
sang.

Alors, portant la main au niveau de l'omoplate droite,
il constate l'existence d'une tumeur à ce niveau avec
décollement.

La fille répond que c'est parfaitement exact et qu'il en est
sorti de l'eau. C'était spécialement la tumeur qui était
l'objet de la consultation.

Le 3 décembre, nouvelle consultation. Calixte insiste sur
les ramifications de la tumeur du côté de la moelle, comme
offrant un danger réel ; il me dessine la tumeur sur la table
avec le doigt.

A la consultation du 23 décembre, des douleurs sont constatées aux extrémités inférieures; ce qui semble annoncer le début des accidents annoncés du côté de la moelle.

52. — *M. C..., à ...*

Le 23 novembre 1878, M. C... prend une consultation pour son épouse, âgée de cinquante ans, *avec un rapport.*

Elle se plaint de l'estomac et de la matrice, me dit Calixte; la tête est fatiguée aussi. — Il y a des douleurs générales; des insomnies; les idées sont affaiblies. — Oui, à tous ces détails.

Il y a âcreté de sang; tout date de l'âge critique.

Le 10 décembre, nouvelle consultation prise par le fils avec un nouveau *rapport.*

Avant de parler, Calixte fait des mouvements des doigts de la main droite, annonçant des crispations; puis il pose la main à la cuisse du même côté et y annonce de violentes douleurs.

C'est bien cela, dit M. C...

Elle se plaint encore de l'estomac et du cerveau, reprend Calixte; et, portant la main sur le derrière de la tête, il y dévoile une grosseur dont il indique la position. — C'est parfaitement exact, dit le consultant.

C'est le sang qui la fatigue; il y a âcreté de sang; tout part de l'âge critique mal soigné. — De plus, ajoute Calixte, c'est une personne qui a toujours été très nerveuse. — Toujours, dit le fils, elle est fort sensible. — Ces deux consultations, comme on le voit, sont identiques, sauf quelques détails nouveaux donnés à la seconde.

53. — *Mlle N..., à ...*

Le 28 novembre 1878, la tante de cette malade, âgée de douze ans, prend une consultation *avec un rapport.*

Il y a une plaie sur le côté, dit Calixte, en indiquant le côté gauche.

— Oui, est-il répondu, il y a eu des vésicatoires.

— Elle se plaint de la poitrine ; la respiration est gênée.—
Elle est traitée pour une maladie de poitrine.

— Oui, dit la tante, pour une pleurésie.

— Il y a de la fièvre. — Le cas est fort sérieux, me dit
Calixte, la tante étant partie ; il n'y avait d'abord qu'engorgement des poumons, mais vu le mauvais tempérament de
l'enfant, le cas est devenu promptement grave.

Mon diagnostic : Pleurésie tuberculeuse. — Le 3 décembre
M. B... m'annonce la mort de cette jeune fille et me dit que
mon diagnostic est bien celui porté par les médecins.

54. — Mme L..., à...

Le 1er octobre 1877, Mme L... vint à la consultation *avec
un rapport* de son fils.

Calixte trouve une plaie profonde et large à la partie
supérieure de la hanche droite. La mère complète elle-même
les détails sur cet accident de chasse.

— Il y a des plombs, dit Calixte, qui sont restés dans la
plaie ; indispensable de les retirer le plus tôt possible. — Il
n'y aura pas de suite *fâcheuse.*

Je lui demande s'il peut me renseigner sur la longueur de
la plaie ? Il me répond qu'elle est de la grandeur de son
index.

Je me rends, le soir, auprès du malade. — Ces détails
étaient parfaitement exacts ; et après avoir extrait plusieurs
plombs, je fus obligé de faire deux points de suture. — Un
abcès se forma et son ouverture donna issue à une quinzaine
de grains de plomb.

Le malade, en effet, ne courut aucun danger ; la guérison
fut obtenue bientôt, ainsi que Calixte l'avait annoncé dès le
début.

55. — Mme F..., à ...

Le 1er juin 1878, M. F... et son beau-père viennent
prendre une consultation pour Mme F..., *avec un rapport.*

— Qu'est-ce qu'on a mis là, dit Calixte, en se touchant le
côté droit ?

— Un vésicatoire, dit le mari.

— Elle a été traitée pour une maladie de poitrine.

— Oui, est-il répondu.

Il y a de la fièvre, elle tousse jusqu'à vomir; pertes blanches. — La cause du mal vient de ce qu'elle a été mariée trop jeune (elle a dix-huit ans et compte seize mois de mariage).

Mon diagnostic : Phthisie.

À ma consultation particulière, ces personnes me disent qu'en effet, M. C..., leur médecin, croit à une affection de poitrine et qu'il a fait poser cautères et vésicatoires sur cette région.

Mon pronostic : Cas grave.

Une lettre du père, datée du 23 novembre, m'annonce la mort de cette malade.

56. — *M. A..., à ...*

Pendant quelques mois, en 1876 et 1877, je donnais mes soins à M. A... père, comme médecin de la famille.

Tous les caractères de la maladie m'avaient toujours porté à croire que j'avais affaire à des hémorrhoïdes, voulant s'établir. Depuis plusieurs mois, il éprouvait de fortes douleurs du côté des reins et une sensation de chaleur et de démangeaison à l'anus. Les selles devenaient de plus en plus douloureuses et difficiles; l'appétit diminuait de jour en jour, et une diminution marquée dans les forces physiques et dans l'énergie, qui caractérisait le fond de son tempérament, s'accentuait d'une façon devenue inquiétante.

Au commencement de 1877, les occupations de mon cabinet de consultation et mon éloignement de son habitation me forcèrent, à mon grand regret, à délaisser ce malade et à lui conseiller de se confier aux soins d'un confrère.

Mon diagnostic, jusqu'à la cessation de mes visites, avait toujours été : Hémorrhoïdes. — Des symptômes plus caractéristiques : sérosités sanguinolentes mélangées aux selles, douleurs abdominales plus violentes, ténesme continuel, etc., me le permettaient.

Plus tard, les accidents locaux s'étant accentués, et une

grosseur étant survenue dans la fosse iliaque droite, mon confrère crut, m'a-t-on rapporté, à un cancer de l'intestin.

La médication suivie pendant quelques mois fut en rapport avec ce diagnostic.

L'état du malade devenant de plus en plus grave, la famille me fit l'honneur de vouloir remettre entre mes mains son cher malade.

Vu les liens d'amitié qui m'unissaient à cette famille, j'accédai à leur demande et je me rendis auprès de M. A...

Après examen, l'état me parut tellement sérieux, que j'hésitai à .m'en charger de nouveau, à moins que l'on ne voulût consentir à me laisser utiliser les moyens que m'offrait le somnambulisme, et dans lequel, en ce moment même, j'espérais pouvoir trouver une décision définitive sur l'état de M. A...

Ma proposition fut acceptée, et *avec un rapport* du malade je pris, le lendemain, une consultation auprès de Calixte.

— Oui, me dit le somnambule, répondant à une question directe que je lui avais faite sur mon diagnostic : Hémorrhoïdes; oui, elles existent; mais ce n'est pas naturel. Elles ont été provoquées par des purgations énergiques. — Mais, ajouta-t-il, le point de départ est une affection de la peau guérie sans dépuratifs.

Étonné de ce détail, je me décidai assez difficilement à le prendre au sérieux, car jamais, depuis que j'étais le médecin de cette famille, je ne m'étais aperçu ni n'avais entendu parler de cette complication.

— Croyez ce que je vous dis, ajouta Calixte; informez vous-en, et vous verrez l'exactitude de ce fait.

Poursuivant mon interrogatoire au point de vue du cancer, il me répondit par la négative. — Seulement, il ajouta qu'il existait *cinq abcès* dans l'intestin, dont le plus profondément placé était de la grosseur du poing. Ces abcès vont s'ouvrir bientôt; mais les plaies, qui en résulteront ne permettront pas d'obtenir la guérison. C'est trop sérieux.

Une médication locale fut conseillée dans le but d'obtenir l'ouverture de ces abcès.

Comme on peut le comprendre facilement, en présence de détails aussi précis et si affirmatifs, nous allions pouvoir

enfin savoir la vérité; des preuves matérielles et visibles
pour tous étant annoncées.

Le soir même, je me rendis auprès de mon malade, et
comme bien on le pense, je m'empressai de demander à
Mme A... des renseignements sur les antécédents de son
mari et sur l'existence d'une affection de la peau, qu'elle
aurait pu observer autrefois. — Ah! Monsieur, me dit-elle, il
y a deux ou trois ans, mon mari ne restait pas dix minutes
tranquille, tant il était agacé par une démangeaison continuelle.

— Que fit-il alors pour se guérir, puisque depuis que j'ai
l'avantage de vous connaître, je ne me suis jamais aperçu de
cet incident?

— Il fit usage du remède Leroy, qu'une de ses connaissances lui avait conseillé, comme s'en étant très bien trouvée
elle-même; il en prenait très souvent. — Cette démangeaison
finit peu à peu par disparaître. Première confirmation.

J'avais donc déjà la clef du mystère; un peu trop tard
malheureusement!

Les autres consultations ont été prises toujours en présence
du fils aîné et d'un de ses amis, M. C...

Les abcès, comme Calixte l'avait annoncé, se sont ouverts
et ont donné une quantité de pus en rapport avec la grosseur
désignée, et la sensation de douleur que l'on provoquait
ensuite par la pression sur le ventre, dénotait parfaitement
la situation profonde de l'abcès le plus développé.

L'élimination du pus amena, au bout de quelques jours,
un semblant d'amélioration : l'appétit revint un peu; mais la
digestion était très pénible, et occasionnait un surcroît de
fièvre, qui semblait m'annoncer une péritonite finale.

En effet, des gaz se développèrent bientôt en grande
quantité; le ventre devint très ballonné et fort douloureux.
Les chaleurs de l'été vinrent encore compliquer la situation;
l'état du malade empira de jour en jour, et malgré tous mes
efforts, et mes désirs surtout, le 16 juin 1877, je perdis mon
malade et un excellent ami!

57. — *M. J. M..., à ...*

Le 15 juin 1878, la mère et la cousine de ce malade viennent à la consultation, *avec un rapport.*

Détails dus à Calixte : Vice du sang.— Après un moment de silence, il ajoute : Qu'est-ce qu'il y a là? en indiquant la région externe du pied droit.

— Il y a du mal, dit la mère, c'est dû à son sabot.

Continuant alors, Calixte ajouta : Il faut attaquer le tempérament; c'est un homme très mou, sans énergie; l'intelligence s'éteint de jour en jour; il est comme idiot.

Tous ces détails sont confirmés par les personnes présentes.

Me trouvant seul avec Calixte, il me dit : Vous n'arriverez à rien; son état est dû à la masturbation. — C'est un véritable crétin

Le 19 juin, un voisin, M. P..., me confirme *tous* les renseignements que je viens de donner sur ce malade. — Il y a eu un semblant de mieux, mais qui ne s'est pas maintenu.

Le 22 juillet, M. R... m'annonce que ce malade a été enfermé à Cadillac.

58. — *Mme C..., à ...*

Le 3 août 1878, la belle-mère de cette malade prend une consultation, *avec un rapport.*

Elle se plaint de l'estomac; elle a des envies de vomir; de plus, elle est excessivement faible, dit Calixte. — Elle se plaint de la matrice et des reins, surtout à gauche. — Il y a des pertes blanches abondantes; elle est jaune comme un citron.

— Oui, dit la belle-mère.

— Mais elle est enceinte, dit Calixte?

— Le médecin le croit, répond-elle.

— Il y a à craindre pour la poitrine après l'accouchement, ajoute le somnambule. — Il y a eu des contrariétés; c'est ce qu'il ne faudrait pas.

— Hélas! oui, dit la belle-mère; la maladie d'un de ses enfants lui a fait beaucoup de peine.

Mme R..., sa voisine, est présente à la consultation, et affirme aussi ces détails.

59. — *M. C..., à ...*

Le 5 septembre 1878, Mme C... prend une consultation pour son enfant âgé de trois ans et demi, *avec un rapport*.

Il n'y a plus d'intelligence. — Il ne connaît plus. — Vous avez affaire à une affection osseuse du cerveau. — C'est gonflé derrière. — C'est un cas désespéré. — Il mourra bientôt.

— Il est peut-être mort, dit la mère.

Tout est confirmé, comme on peut le voir.

60. — *Mlle B..., à ...*

Au mois d'octobre 1876, une consultation est prise par Mlle B..., *avec un rapport*.

D'après les détails fournis par Calixte, je puis diagnostiquer une tumeur à la partie supérieure de la jambe droite, côté externe, au-dessous de l'articulation du genou. — L'ouverture étant reconnue utile, je me rendis auprès de cette malade, et je pus constater l'exactitude des détails fournis par Calixte à la consultation. — La malade refusa l'opération : j'employai les cautèr sans succès.

61. — *M. X..., à ...*

Le même fait s'est passé pour l'enfant M..., qui avait un abcès de l'articulation coxo-fémorale, que j'ai ouvert.

GROSSESSES ET SEXES ANNONCÉS

62. — Mme V..., à B..., un garçon.

63. — Mme G..., à B..., une fille. M. G... m'a annoncé lui-même l'exactitude du fait annoncé (¹).

64. — Mme M..., à C..., une fille. — Le 17 novembre, M. M..., consultant sa dame, me rappelle ce fait qui se passa devant un de ses amis assistant avec lui à la consultation, le jour où il me pria de demander le sexe de l'enfant qu'il allait avoir.

Je pourrais encore citer bien des cas où Calixte me fait remarquer qu'il y a grossesse, afin de me garer d'une erreur dans ma médication. — Et, jusqu'à présent, je n'en ai jamais commis une seule.

(¹) Le cas de Mme G... est d'autant plus sérieux qu'il s'agissait de porter un diagnostic différentiel, vu l'âge de cette personne : la suppression des règles était-elle due à l'âge critique ou à une grossesse ?
La solution a été parfaitement exacte.

QUATRIÈME CATÉGORIE D'OBSERVATIONS

CAS DE GUÉRISON

—

Des résultats semblables sont consignés dans les observations suivantes :

17, 32, 42.

—

65. — *M. L..., à ...*

Le 22 décembre 1877, M. L... prend une consultation pour lui-même.

Détails dus à Calixte :

— Congestion cérébrale à craindre ; — crises nerveuses ; vessie à surveiller. — Les crises ne sont dues qu'à l'inflammation de la moelle épinière par fait du voisinage de la vessie. Mais, dit le malade, ces crises nerveuses sont fréquentes, et c'est là ce qui m'inquiète.

— Oui, dit le somnambule, je le sens ; mais elles ne sont que les conséquences directes de l'affection de la vessie. — Lavez, calmez la vessie, me dit-il, et ces crises disparaîtront.

Mon diagnostic : Crises épileptiformes.

Le 18 mai 1878, M. L... me dit que depuis la première consultation, il n'y a plus eu de crises ; et il y en avait au moins une par mois. — Le 7 juin, crise légère.

Le 2 septembre, nouvelle crise, peu sérieuse, due à un embarras gastrique.

Le diagnostic des confrères était : Épilepsie.

Le 17 décembre, le malade est bien, me dit son fils.

Il y a donc une amélioration notable, sinon une guérison complète encore.

66. — M. B..., à ...

Le 3 juillet 1878, Mme B..., après avoir consulté ses trois enfants, prend une consultation pour son mari, *avec un rapport.*

— Il y a une affection de vessie, dit Calixte, qui occasionne du spleen ; il a toujours l'air préoccupé, malheureux. — Et lui qui aime tant ses enfants, on dirait qu'il n'a plus le même plaisir à les voir et à les caresser.

Mme B... affirme tous ces détails.

Le 9 juillet, le malade, présent à la consultation, confirme les détails déjà connus et est tout disposé à suivre les conseils que je lui donne.

Le rétablissement est complet après une quinzaine de jours de traitement.

67. — M. V..., à ...

Le 19 février 1878, M. V... se présente à la consultation,

Il a le regard indécis, les mouvements incohérents, un tremblement nerveux très sensible ; le somnambule constate une plénitude de l'estomac ; les urines chargées, des douleurs violentes dans les reins et dans la tête, par crises.

Je pus diagnostiquer une congestion des centres nerveux qui a déjà occasionné une irritabilité très marquée.

Une médication *ad hoc* est ordonnée, et le 14 avril, après plusieurs autres consultations, une amélioration complète était obtenue, et ce malade pouvait reprendre son travail qu'il avait délaissé depuis vingt-cinq mois.

A la dernière consultation, ce malade parfaitement remis me donne les détails suivants : Il ne peut guère dénommer sa maladie, les praticiens qu'il a consultés ne s'étant jamais prononcés. — Il a absorbé 900 pilules ; et de jour en jour il voyait son état s'aggraver. Il était arrivé à un point de surexcitation tel, que, à plusieurs reprises, il a eu l'idée d'en terminer par un suicide.

Ces détails, donnés par le malade, m'ont été affirmés par sa vieille mère et par deux de ses connaissances.

Le 14 septembre, je reçois sa visite. Il n'a plus souffert, me dit-il, et se trouve aussi bien que possible.

68. — M. L..., à ...

M. L... était atteint de crises nerveuses lui occasionnant des douleurs très vives à la région du cœur et à toutes les articulations.

Les mouvements étaient désordonnés; tout travail lui était impossible.

Le diagnostic porté par les confrères n'a pu m'être donné. Voici leur opinion : Les ressorts de la vie étaient usés chez ce malade. On pourrait, à la longue, diminuer ses souffrances; mais elles reparaîtraient presque aussitôt. — Leur conclusion était : Catastrophe imminente ; mais si l'état se modifie, le malade ne se relèvera que fou ou imbécile (c'était peu consolant).

C'est dans cet état que vers la fin du mois de juin 1876 la famille de ce malade s'adressa au cabinet de la rue d'Ornano. Le début de la maladie avait eu lieu vers la fin du mois de juin 1875. Après quelques mois de traitement, la guérison était obtenue.

Cette personne jouit d'une parfaite santé, et n'a plus eu de crises jusqu'à ce jour (15 novembre 1878).

Tous ces détails me sont fournis par une lettre que M. L... a bien voulu m'adresser le 22 mai 1878.

M. B..., son voisin, m'a confirmé tous les premiers détails. J'ai vu M. L... au mois de janvier 1879; il est très bien.

69. — M. B..., à ...

Le 30 novembre 1876, M. B... se présente à la consultation.

Renseignements donnés par Calixte, mis en contact avec lui : Langueurs d'estomac; douleur vive, mais pas continue dans cet organe; palpitations de cœur; sensation de lassitude, bien que le malade paraisse fort.

Diagnostic de son médecin : Gastralgie, affection pour laquelle il est soigné depuis plusieurs années.

Mon diagnostic : Tænia, avec ses conséquences.

Le traitement est dirigé dans ce sens.

Le malade a rendu 15 à 17 mètres de tænia : preuve matérielle de l'exactitude de mon diagnostic. Quelques conseils lui furent donnés pour la gastralgie, conséquence de l'affection première. J'ai revu plusieurs fois cette personne et la guérison s'est maintenue.

M. T..., son ami, m'affirmait encore, il y a peu de temps, le rétablissement complet de M. B...

70. — *M. L... fils, de ...*

Mme L... prend consultation avec un rapport de son enfant âgé de quinze ans.

Renseignements fournis par Calixte : Crises nerveuses; se plaint de l'estomac; faiblesse des membres du côté gauche; mouvements involontaires du bras et de la main gauches; affection vermineuse ayant déterminé une inflammation de la moelle.

Il y a de l'atrophie des membres de côté gauche.

Mon diagnostic : Affection de la moelle due à une affection vermineuse.

Le malade alla de mieux en mieux; je l'ai revu depuis; j'ai pu constater l'amélioration obtenue par mon traitement.

Plus tard, la mère, prenant une consultation pour son mari, m'affirme que le mieux se maintenait et que, selon mes conseils, elle continuait le traitement ordonné.

Le 25 mai 1878, la mère m'annonce que son fils est parfaitement bien; qu'il est devenu plus fort, et que les membres sont égaux en grosseur. — Il n'y a plus de crises ni même de crispations.

Le 19 septembre, Mme L... me dit que ce jeune homme est parfaitement guéri.

Par une lettre du 15 novembre, cette guérison m'est confirmée de nouveau.

71. — *M. P..., à ...*

Le 6 mai 1877, M. P... père se présente à la consultation *avec un rapport* de son fils, âgé de huit à dix ans.

10

Aussitôt le rapport touché, Calixte se met dans la position de l'enfant, la tête tournée du côté droit.

Renseignements fournis par Calixte : Affection vermineuse ayant déterminé une rétraction des muscles latéraux du cou, côté droit. — Tempérament anémique.

Diagnostic du médecin de la famille : Abcès du cou en premier lieu; puis torticolis.

Son traitement : Frictions fondantes; puis, le diagnostic ayant été modifié, la section des muscles est proposée comme dernier mode de traitement; c'est là la décision que le père vient demander.

Mon diagnostic : Affection vermineuse, ayant eu pour conséquence une rétraction musculaire. — Pas d'opération.

Le 14 mars 1878, le père m'annonce la guérison presque complète de son enfant. — La tête a repris sa position naturelle; mais tous les mois il y a migraine.

Par une lettre du 25 novembre, le père me confirme cette guérison. Il ne reste plus qu'un peu de raideur du cou; mais plus de douleur.

72. — M. R..., à ...

Le 29 décembre 1877, M. R... père prend une consultation pour son fils, âgé de quatorze ans, *avec un rapport.*

Détails fournis par Calixte : Crises nerveuses, paralysie des membres du côté droit, congestion des centres nerveux due à des vers.

Le père ajoute, après avoir affirmé l'exactitude de ces renseignements, qu'on est obligé de le faire manger, l'enfant se trouvant dans l'impossibilité complète de se servir de son bras droit.

J'insiste auprès du somnambule pour bien connaître la nature des crises et pour savoir s'il n'y a aucune cause d'hérédité. — Non, dit-il, tout est dû à la présence des vers.

Diagnostic du médecin de la famille, rapporté par le père et plus tard par la mère ainsi que par des voisins, clients du cabinet : Danse de Saint-Guy. — Le pronostic est désespérant.

Mon diagnostic : Affection vermineuse comme cause des

crises, mais sans prédispositions héréditaires. Pronostic : Espoir de guérison.

Le 8 janvier 1878, nouvelle consultation *avec un rapport;* l'enfant est un peu mieux; il peut déjà se servir de ses membres. La paralysie était telle, que d'après ce que raconte le père, l'enfant n'a éprouvé aucune souffrance sous l'effet des premières flagellations avec des orties.

Le 16 janvier, l'enfant vient lui-même à la consultation. Les articulations sont lâches; quelques mouvements nerveux ont lieu encore par moment, mais l'état est complètement modifié.

Dans les premiers jours d'avril, M. R..., son cousin, et M. C..., son voisin, m'annoncent que l'enfant a repris ses travaux.

Le 11 avril, le malade est à la consultation. — Il n'existe que quelques crispations nerveuses, vagues et fort rares.

Le 25 mai, la mère me dit qu'il est revenu à l'école et qu'il travaille avec son père.

Le 22 juillet, Mme R..., voisine, et le 7 septembre M. M..., me disent que la guérison est complète.

Le 16 octobre, M. M... me dit que ce jeune homme va très bien et qu'il travaille comme autrefois.

Dans les derniers jours de novembre, je reçois la visite du père, qui venait de nouveau me remercier. — Le bon état se maintient.

73. — *M. S..., à ...*

Le 2 octobre 1878, Mme S... prend une consultation pour son enfant *avec un rapport.*

Il se plaint de l'estomac et de la tête, dit Calixte; il y a des crises, des tremblements. — Il se tape, il gesticule.

Vous avez affaire, me dit-il, à une affection vermineuse qui a déterminé une inflammation de la moelle.

A ma consultation particulière, la mère, confirmant tous ces détails, me dit qu'il y a un mois que ces crises ont débuté et que le médecin a cru à de l'épilepsie ou de l'hystérie. — Il n'en était pas bien sûr.

Mon diagnostic : Crises épileptiformes ayant pour cause une affection vermineuse.

Mon pronostic : Cas sérieux, mais avec espoir.

12 octobre. — Il n'y a pas eu de crises depuis plusieurs jours, dit Calixte; c'est vermineux, comme je l'ai déjà dit.

La mère me dit qu'en effet, il n'y a plus de crises depuis la dernière consultation, et que, sous l'effet des médicaments, il a rendu des peaux.

19 octobre. — Il y a un peu de mieux, dit Calixte.

— Oh! oui, dit la mère, car il n'a pas eu de crise depuis ma dernière visite.

19 novembre. — La tête se dégage, dit Calixte, le mieux continue.

La mère me dit qu'il a eu une petite crise il y a trois jours, mais très faible, comme un évanouissement.

La guérison est donc presque obtenue.

Le 10 décembre, M. Ch... m'annonce le contentement de la mère et la guérison inattendue de ce malade.

Le 17 janvier, l'état est le même.

74. — Enfant M..., de ...

Au mois de mai 1877, Mme M... demande une consultation à l'aide d'un rapport, pour son enfant âgé de onze ans.

Détails fournis par Calixte : Tempérament nerveux, sang faible, crises nerveuses fréquentes, affection vermineuse comme cause. Ce n'est pas de l'épilepsie, me dit-il, répondant à une question faite par la mère.

Mon diagnostic : Affection vermineuse, ayant déterminé des crises épileptiformes, dont le semblant de gravité serait dû au tempérament anémique de l'enfant.

Diagnostic du médecin de la famille et de plusieurs autres confrères, qui ont consulté le malade : Épilepsie.

Le 23 janvier 1878, Mme M..., à qui j'avais demandé des nouvelles de son enfant, me répondit, en me remerciant, que depuis la Pentecôte le malade n'avait pas eu une seule crise; qu'il se portait très bien et s'était beaucoup fortifié. Seulement, ajouta-t-elle, j'ai remarqué qu'il a conservé une certaine sensibilité nerveuse qui l'empêche de supporter le moindre reproche. (Textuel.)

Le 21 octobre, l'enfant est à la consultation. Le caractère

est modifié ; il n'est plus méchant, et il a pu revenir à l'école.
Les crises sont peu sensibles : c'est, me dit la mère, comme
s'il avait mal à l'estomac. — Il n'en a eu que trois depuis le
3 juin 1878.

Au mois de décembre, le mieux se maintient encore.

75. — M. O... fils, à ...

J'ai donné mes soins à l'enfant de M. O..., déclaré épilep-
tique par le médecin de la famille.

D'après les renseignements fournis et soutenus par Calixte,
malgré les objections craintives de la famille, j'ai maintenu
mon diagnostic : Crises épileptiformes dues à une affection
vermineuse, qui détermine une congestion et une irritation
passagères des centres nerveux.

Peu à peu les crises ont été moins violentes et moins
fréquentes ; aujourd'hui, sept mois environ se sont écoulés
sans crises ; ce qui fait espérer à la famille la guérison de
leur enfant.

Cette amélioration sérieuse m'est confirmée par une lettre
du père, en date du 11 novembre 1878.

Au mois de janvier 1879, le bon état se maintient.

76. — Mme G..., à ...

Pendant l'épidémie de variole qui a sévi à Bordeaux, en
1878, j'ai donné mes soins, d'après les renseignements
fournis par Calixte, à l'aide *de rapports,* à Mme G..., atteinte
de cette maladie.

Vu son âge, cette fièvre éruptive présenta du danger, des
complications du côté de la poitrine et de la tête étant
survenues.

La convalescence fut longue ; mais tout se passa selon les
détails qu'avait donnés Calixte.

Le 22 septembre, consultation prise par Mme G... elle-
même. C'est pour la première fois que je vois cette malade.

Elle est aujourd'hui parfaitement remise.

77. — *Mme C..., à ...*

Le 24 août 1878, consultation est prise pour cette personne *avec un rapport*.

Tous les détails fournis par Calixte me permettent de diagnostiquer un érysipèle de la face et du cuir chevelu.

Le cerveau est congestionné, dit-il; insistez sur les purgatifs, vous n'avez rien à craindre pour plus tard.

J'ai visité moi-même cette malade à domicile, et j'ai pu suivre la marche de la maladie. — Aucune médication n'a été ordonnée par moi, qu'après conseils pris près du somnambule.

Une consultation fut provoquée par la famille, sur la demande du médecin habituel. Le pronostic de mes confrères a été : cas très sérieux, presque sans espoir; — on conseilla au fils de retarder un voyage qu'il devait faire à Paris.

Comme on le voit, nous étions loin d'être d'accord.

Le 26, une amélioration sensible est constatée.

Le 28, le sommeil est revenu; le 2 septembre, l'état est très satisfaisant, et permet entièrement d'espérer la fin heureuse annoncée dès le début.

Le 10 octobre, ma malade est à la campagne en parfaite guérison.

78. — *Mlle D..., à ...*

Le 31 août 1878, la grand'mère, *avec un rapport*, prend une consultation pour cette enfant.

Mais il y a une congestion cérébrale, dit Calixte; il y a une fièvre intense; le cas me paraît sérieux. — Les douleurs sont très fortes, surtout derrière le cou. — Oui, dit la grand'mère, il y a eu une fièvre très forte et du délire cette nuit passée.

Les deux confrères qui ont vu cette enfant, ont cru qu'il n'y avait rien de sérieux, me dit-elle.

Le 2 septembre, nouvelle consultation. — La fièvre est tombée, dit Calixte; il y a un peu de mieux. Mais il y a une grosseur derrière l'oreille gauche; allez la voir, il faudra l'ouvrir. — Un abcès s'y est formé.

Je me rends auprès de cette malade le 11 septembre : Je puis constater, en effet, un énorme abcès au niveau de l'apophyse mastoïde gauche, s'étendant jusqu'aux vertèbres cervicales.

L'abcès a été ouvert. — La malade est parfaitement remise. — Le traitement dépuratif est encore conseillé (1er octobre 1878).

79. — Mlle L..., à ...

Le 7 novembre 1876, M. L... vient prendre, *avec un rapport,* une consultation pour sa fille, âgée de treize ans.

Détails dus à Calixte :

Travail de nature, tempérament lymphatique quoique elle soit forte ; manque de circulation mensuelle ; douleur et grosseur au genou gauche.

Mon diagnostic : Arthrite aiguë du genou ; car il y a fièvre. — Le somnambule insistant sur la difficulté des menstrues, le traitement local consista en simples frictions résolutives sur le genou. — J'insistai surtout sur le traitement général, ayant pour but d'amener les règles.

La malade alla de mieux en mieux ; quelques mois après cette consultation, accompagnée de son père, elle se présentait elle-même.

Je pus constater l'exactitude des renseignements déjà connus par la première consultation : Enfant très développée pour son âge ; physionomie caractéristique du lymphatisme ; système osseux très marqué.

Le 6 mars 1878, le père se présentait de nouveau à la consultation : Même diagnostic ; mêmes causes étiologiques de nouveau constatées. — Les menstrues, après avoir été normalement établies, venaient d'éprouver une suspension complète, et le genou était de nouveau hypertrophié et très douloureux. Le père affirme cette coïncidence.

Le 16 mars, nouvelle consultation ; pas de changement manifeste ; les règles ne se rétablissent pas.

Le 24 avril, M. D..., de la même localité, me fait part des remercîments que m'adresse la famille L..., et m'annonce l'amélioration nouvelle de cette enfant.

Le 27 août, M. J... me dit que cette jeune fille jouit d'une excellente santé.

Par une lettre du père, datée du 20 novembre, cette guérison m'est confirmée.

Il ne reste plus qu'un peu d'hypertrophie de l'articulation.

80. — Mme S..., à ...

Le 6 juin 1878, la sœur de cette malade prend une consultation *avec un rapport*.

Tempérament lymphatique, pertes blanches, se plaint de la matrice. — Mais, ajoute Calixte, en s'adressant à la consultante et se touchant le genou droit, ce genou est gonflé ?

— Oui, répond cette personne.

— Ne vous occupez pas du genou, me dit-il ; c'est le tempérament qu'il faut attaquer. — Pas de médication énergique sur le point malade. — Age critique.

Mon diagnostic : Arthrite du genou.

Le 16 juillet, nouvelle consultation : — Ça craque, dit Calixte, en étendant la jambe ; mais c'est l'autre genou maintenant qui est pris.

— Oui, dit la sœur, elle souffre beaucoup.

— Cela ne sera rien.

Le 19 novembre, nouvelle consultation ; cette malade est parfaitement bien. Elle a fait ses vendanges sans douleurs, me dit la sœur.

Je n'ai jamais vu cette malade.

81.

Le même résultat a été obtenu chez Mme C... — La cause, âge critique, était la même.

82. — M. T... (*l'enfant*), à ...

Le 14 février 1878, M. T... père vient à la consultation *avec un rapport* de son enfant.

Détails donnés par Calixte : crises nerveuses ; assoupissements ; fièvre.

Mon diagnostic, après quelques autres nouveaux renseignements : Méningite sans épanchement encore.

Le père lui-même me dit que c'est le nom donné à la maladie par son médecin.

Après plusieurs consultations, la guérison est obtenue.

M. B..., qui m'avait adressé ce malade, m'a confirmé plus tard cette guérison.

83. — Mlle C..., à ...

Le 3 décembre 1878, Mme C... conduit à la consultation sa petite enfant que j'ai soignée, l'année dernière, pour une affection cérébrale, ayant pour point de départ une forte inflammation des voies gastro-intestinales.

La mère me dit que c'était bien la maladie à laquelle avait cru son médecin. Seulement, quand on vint à la consultation, son pronostic était *qu'elle ne s'en relèverait pas (sic)*.

84. — M. M..., à ...

Un de mes anciens clients, M. M..., m'adresse *son rapport* pour avoir mon opinion sur la maladie pour laquelle le traitait le confrère qui m'avait remplacé auprès de lui. — Mme M... et la sœur du malade sont présentes.

Quel tempérament bilieux, dit Calixte. — Il y a plénitude. — Ce n'est rien. — Purgez ce malade, et tout sera fini.

Mon diagnostic : Embarras gastrique avec fièvre.

Le lendemain, je vais voir mon malade en ami, car j'ai l'avantage d'être lié d'amitié avec cette famille depuis longtemps; il me raconte l'histoire suivante : — Depuis douze jours, il a sur la tête, suspendue comme l'épée de Damoclès, une fièvre typhoïde à venir, mais non encore caractérisée. — Et en prévision, on le bourre de sulfate de quinine, que le malade s'est contenté de laisser signalée sur une immense ordonnance, qu'il me montre. — Impatienté de ne pas recevoir la visite annoncée, ce malade a eu recours à moi.

Deux jours de purgation, quelques frictions et tisanes toniques pour remonter les forces épuisées par une diète de douze jours, et cinq jours après, ce typhoïde récalcitrant partait pour le Nord. — Il n'y a pas eu d'autre accident.

Le père de ce malade s'était autrefois très bien trouvé de mon système. — Le fils n'ayant pas à s'en plaindre, j'ai ainsi reconquis mon malade, qui se félicite de sa détermination.

85. — Mme J..., à ...

Le 20 mai 1878, M. J... prend une consultation pour sa femme, *avec un rapport*.

Elle se plaint de l'estomac et du côté droit du ventre, dit Calixte. Il y a aussi une grosseur au niveau du sein.

— C'est pour cela que je suis venu, dit le mari. On veut l'opérer.

— Pas d'opération, dit Calixte. — Traitez la matrice, me dit-il, c'est un engorgement dû à l'âge critique.

Il y a du mieux, le 20 juillet; la malade est elle-même à la consultation. Je constate moi-même l'exactitude des détails connus, et j'insiste pour que l'opération n'ait pas lieu, vu l'amélioration obtenue.

Le 18 septembre, le mari prend de nouveau une consultation. — De l'oppression est constatée. — La bouche est mauvaise, le matin. — Je diagnostique : Embarras gastrique. — Quant à la tumeur, elle n'en souffre plus, et, ajoute le mari, elle ne parle plus de se faire opérer.

Le 12 décembre, le mari me confirme de nouveau l'état satisfaisant de cette malade quant à la tumeur.

86. — Mme V..., à ...

Mme V..., étant nourrice, vit son lait disparaître à la suite d'une émotion violente due à un mauvais rêve.

Bientôt des douleurs insupportables survinrent dans les deux seins, surtout au sein droit; ils deviennent très durs. Une de ses voisines étant morte peu de temps avant, à la suite de l'amputation d'un sein cancéreux, l'imagination aidant, elle crut avoir elle aussi la même maladie. Elle vint à Bordeaux consulter le docteur X... qui, après examen, déclara avoir affaire en effet à un cancer au début, et il proposa l'opération. M. V... étant alors absent, rendez-vous fut pris pour la quinzaine, époque de son retour. La sœur de Mme V..., cliente du cabinet de la rue d'Ornano, poussa sa sœur à venir prendre l'avis du somnambule Calixte. Après quelque résistance, elle se décida enfin. Aussitôt en contact avec le somnambule, celui-ci porta la main au niveau de la matrice, sans avoir l'air de s'occuper des seins.

Mme V... se tourna alors vers sa sœur et lui fit un signe simulant encore le doute et son peu de foi dans ce mode de médecine.

— Oh! dit alors Calixte, répondant à l'idée fixe de la malade, vous voulez parler des seins; mais ce n'est pas là qu'est le mal; tout vient de là; voici le point de départ, ajouta-t-il, en indiquant la matrice. Que cet organe fonctionne, qu'on soigne la matrice, et les douleurs des seins disparaîtront. Ce n'est rien.

En effet, la médication conseillée par l'honorable docteur Girard fut dirigée dans ce sens, et quinze jours après, quand l'opérateur se présenta au rendez-vous, il trouva sa malade complètement guérie.

Je dois ces détails à la personne même, que j'ai l'avantage de compter encore parmi mes clients.

87. — M. L... père, à ...

Mme L... prend une consultation *avec un rapport* de son mari.

Douleurs du ventre et des reins; élancements marqués à l'anus; bourrelets hémorrhoïdaux; fissures. — (Calixte.)

Mon diagnostic : Fissures à l'anus dues aux tiraillements qu'occasionnent des bourrelets pendant le passage des matières fécales.

La question d'une opération proposée ayant été soumise par Mme L..., défense est faite de l'autoriser; on arrivera sinon à une guérison complète, du moins à une amélioration qui permettra d'éviter les dangers habituels d'une opération.

L'amélioration s'est peu à peu manifestée; les douleurs ont fini par disparaître.

Le 11 avril, Mme L... me témoigne son contentement et celui de son mari. L'amélioration est parfaite, et j'espère qu'avec des soins elle sera durable.

Le 25 mai, nouvelle consultation. — Il y a de la faiblesse, mais l'état local est le même. Il n'y a plus de souffrance.

Le 19 septembre, Mme L... me disait que M. L... se considérait comme complètement guéri.

C'est à lui que je dois cette nouvelle cliente.

Par une lettre du 15 novembre, cette guérison m'est confirmée de nouveau.

Un cas analogue s'est présenté chez Mme B... J'avais de ses nouvelles le 14 décembre; l'état satisfaisant se maintient depuis deux ans environ. L'opération a été aussi empêchée.

88. — *M. C..., à ...*

Le 7 novembre 1878, consultation est prise pour cette personne, *avec un rapport*.

D'après les renseignements fournis par Calixte, je diagnostique : Entorse avec déchirure; mais *sans fracture*, ainsi que le prétend le médecin appelé.

Je fais enlever l'appareil inamovible qui avait été appliqué et je conseille une autre médication.

Le 23, le malade est mieux.

Le 25 décembre, il était de retour à Bordeaux, boitant encore, mais bien peu.

Le 15 janvier, l'état du malade est très satisfaisant.

89. — *Mlle A..., de ...*

Mme A... conduit sa fille, âgée de huit ans, à la consultation. L'enfant est boiteuse; elle semble avoir une coxalgie du côté [droit.

Renseignements donnés par Calixte : Tempérament lymphatique, un peu de faiblesse du côté de la région lombaire; glandes hypertrophiées, profondément placées à l'aine droite, qui gênent et font souffrir l'enfant. C'est la cause de la claudication.

— Mais, dit la mère, les médecins que j'ai vus m'ont tous

dit et affirmé que c'était l'articulation gauche (coxo-fémorale) qui était malade et que cela provenait d'une affection de la moelle.

— Non, non, dit le somnambule, je vous dis qu'il n'y a qu'un peu de faiblesse de ce côté et que tout est dû à la présence des glandes, dont j'ai parlé. — Et s'adressant à moi il dit : Dirigez votre médication de ce côté; faites disparaître ces glandes, et l'enfant guérira parfaitement.

Le 14 mars 1878, la mère étant venue prendre une consultation pour ses deux enfants, m'annonça la complète guérison de sa fille par la médication conseillée. Elle se permit même des réflexions à l'égard de certains confrères; je me contente d'en conserver la relation dans mes notes. Le 6 juin 1878, Mme M..., voisine et amie de Mme A..., m'affirmait de nouveau la guérison parfaite de cette enfant. — Une lettre de Mme A., du 1er novembre 1878, m'annonce la guérison.

90. — M. L..., à ...

Le 24 octobre 1877, Mme L... prend une consultation avec un rapport de son mari.

Anémie profonde; poumons affectés; pourra être maintenu; guérison difficile. (Calixte.)

Mon diagnostic : Phthisie au début, avec point d'interrogation; ce malade est traité depuis plusieurs mois comme phthisique.

J'ai pu, en effet, maintenir M. L... et améliorer son état assez pour qu'il puisse reprendre son métier. Il habite en ce moment Paris, d'où il m'a écrit le 18 mars 1878. Après m'avoir témoigné sa reconnaissance, il m'annonce que l'amélioration s'est maintenue.

Le 30 mai, nouvelle consultation. — Par sa lettre, M. L... m'annonce « qu'il se trouve en parfait soulagement, en suivant ma dernière consultation. » (Textuel.)

Il y a donc eu amélioration, sinon guérison parfaite.

91. — M. M..., à ...

Le 9 décembre 1876, M. M... m'était adressé par Mme R...

Détails fournis par Calixte : Anémie complète, langueurs d'estomac, digestion difficile, constipation continuelle, faiblesse générale dans tous les membres inférieurs.

Répondant à l'idée du malade, il ajoute : La poitrine n'est pas prise, c'est une erreur; il n'y a pas de cavité. — Ces organes sont faibles, les enveloppes des poumons sont desséchées comme du parchemin, ce qui occasionne leur manque de développement et la difficulté dans la respiration. Les palpitations de cœur ne sont dues qu'à l'état de faiblesse générale. Le sujet est jeune, vous pouvez arriver.

Mon diagnostic : Anémie profonde. Faiblesse des organes; — phthisie et affection du cœur, avec point d'interrogation pour ces deux dernières affections.

Diagnostic des deux médecins qui ont vu le malade : Phthisie très avancée; peu d'espoir.

Ce malade se trouve dans un état fort satisfaisant, d'après les dernières nouvelles que j'en ai eues par Mme R..., au mois de novembre 1878.

92. — Mme V..., à ...

J'ai donné mes soins à Mme V..., au moyen de rapports. — (4 octobre 1877, première consultation.)

Elle était traitée pour une affection de poitrine, qui existait, en effet, au début.

La véritable maladie était une anémie profonde occasionnée par des pertes blanches abondantes. — Les poumons étaient affaiblis; les plèvres sèches; mais il n'y avait pas de lésion organique.

Après quelques mois de traitement anti-anémique, cette malade se trouva beaucoup mieux, et elle a fini par guérir.

Une lettre de M. V..., du 20 janvier 1878, m'annonce cet excellent résultat.

Par une lettre d'une de leurs connaissances (le 4 novembre 1878), j'apprends que cette personne jouit d'une bonne santé; « *on dirait même, à la voir, qu'il y a très longtemps qu'elle n'a pas été souffrante.* »

93. — Mme D..., à ...

Au mois d'avril 1877, M. D... prend une consultation pour sa femme, *avec un rapport.*

Le diagnostic porté par mes confrères était : Affection de poitrine.

D'après les renseignements que me fournit Calixte, je diagnostique : Anémie profonde avec sécheresse des plèvres, mais sans lésion organique.

La médication spécifique a été délaissée. J'ai eu l'avantage de consulter Mme D... plusieurs fois et d'arriver à une guérison complète, qui m'a été affirmée plusieurs fois par le mari.

Le 1er septembre 1878, M. R..., à qui j'en demandais des nouvelles, me dit que cette personne était très bien portante et que c'était son mari qui lui avait conseillé de venir se consulter au cabinet de la rue d'Ornano.

Le 17 novembre 1878, M. D..., par une lettre, me confirme la guérison complète de sa femme, « guérison, dit-il, plusieurs fois abandonnée. » Il m'adresse un de ses cousins.

94. — Mme B..., de ...

Mme B..., après avoir été traitée pour une affection de poitrine très avancée et n'offrant plus d'espoir de guérison d'après les médecins qui l'avaient soignée, fut entreprise par M. le Dr Girard avec l'aide de Calixte.

D'après les renseignements fournis par ce dernier, le diagnostic : Phthisie, fut éliminé en partie, et le diagnostic porté par le Dr Girard fut : Anémie profonde due à des pertes blanches abondantes, ayant occasionné une sécheresse des plèvres.

La médication fut dirigée dans ce sens, et aujourd'hui Mme B... jouit d'une parfaite santé, après avoir été condamnée par la Faculté. — Je possède encore cette famille dans ma clientèle.

95, 96, 97, 98.

Je puis citer d'autres faits analogues, pour le diagnostic et le pronostic portés par les médecins et contredits par le Dr Girard : Mme D..., de P...; Mme G..., de C...; Mlle P..., de R...; Mme C..., de L..., et Mme R..., de N... (¹).

Toutes ces personnes avaient été formellement condamnées par les praticiens qui leur donnaient des soins.

Je tiens tous ces détails des malades elles-mêmes, que j'ai l'avantage de posséder encore au nombre de mes clients.

99. — Mlle R..., à ...

Au mois de mai 1877, Mlle R... m'est adressée par M. M... Elle est présente et affirme les détails donnés.

Tempérament anémique et très nerveux, pertes blanches continuelles et très abondantes à certains moments, langueurs d'estomac, digestion difficile. — Douleurs dans les reins, etc. Il existe aussi une extinction de voix complète; la poitrine est bonne quoique faible, mais le larynx et les cordes vocales sont irrités et manquent de tonicité.

La poitrine étant reconnue bonne, j'insiste auprès du somnambule pour savoir la cause de cette faiblesse du côté des organes de la voix. Il me dit alors que le point de départ de l'affection existante est due surtout à ces pertes blanches et à la faiblesse de la matrice. — Donnez de la force aux organes génitaux, et vous verrez la voix revenir.

Un mois ou un mois et demi après, cette personne quittait Bordeaux dans un état très satisfaisant. J'ai eu de ses nouvelles à plusieurs reprises par Mme R..., une de ses connaissances et en dernier lieu au mois de mars 1878 : les conseils donnés étant suivis, l'amélioration obtenue se maintient toujours.

(¹) Je donne en ce moment mes soins à Mlle R...

100. — M^mc S..., à ...

Le 17 mai 1878, M. S... prend une consultation pour sa femme, *avec un rapport*.

D'après les renseignements fournis par Calixte, je diagnostique une anémie profonde avec pertes blanches abondantes comme point de départ. Il y a de l'œdème des parties inférieures. — Il y a aménorrhée. — Poitrine à surveiller, mais pas de lésions organiques.

Après plusieurs consultations, une amélioration sensible se manifeste.

Le 12 septembre, l'œdème des jambes a presque complètement disparu. Les règles sont revenues, mais le sang est encore très pâle. Le père affirme cette amélioration et témoigne son contentement.

Enfin le 30 octobre, la malade est elle-même à la consultation. Son état est des plus satisfaisants, surtout quand on songe que le médecin de la famille et le médecin consultant avaient donné très peu d'espoir à la famille. — (Six mois de maladie.)

Le diagnostic porté avait été : Phthisie. — Quelques détails me sont fournis par le père sur l'*abnégation* de mes confrères. Il sera amusant de les faire connaître, si les circonstances le demandent un jour.

101. — Mlle R..., à ...

Le 23 mars 1878, *un rapport* de cette malade m'est adressé par M... L..., client du cabinet. — Sang pauvre, palpitations et crampes du cœur, règles mal établies (point de départ), poumons engorgés ; tels furent les renseignements fournis par Calixte.

Mon diagnostic : Anémie profonde, sans lésions organiques des voies respiratoires et du cœur. Il n'y a que congestion.

Depuis près de six mois, m'a raconté ensuite M. L..., cette personne n'avait pas quitté le lit ou la chambre. Il y avait eu consultation de médecins, et bien peu d'espoir était conservé.

Le dysménorrhée avait été aussi invoquée comme cause par les confrères, mais ils croyaient la poitrine malade.

11

Depuis le mois de juillet, cette malade peut sortir; les règles sont plus abondantes et plus régulières; les symptômes alarmants ont disparu.

Au mois de décembre, la dernière consultation annonce que le mieux se maintient.

Le 18 janvier, M. L... me dit que cette personne va très bien; il me fait part de la sensation produite par cette guérison inespérée.

102. — *M. R..., à ...*

M. R..., traité pour phthisique et affection du cœur, s'adresse, il y a quatre ans environ, au cabinet. — Le diagnostic fut : Anémie, faiblesse générale, sans lésion organique.

Le cas était considéré comme désespéré. — Je tiens ce détail non seulement du malade, mais encore de voisins, que sa guérison a engagés à s'adresser au cabinet de la rue d'Ornano.

La preuve de l'exactitude du diagnostic et du pronostic portés sur M. R..., c'est la bonne santé dont jouit ce malade, que j'ai vu il y a quelques jours, pour la première fois (1er décembre 1878.)

Le 7 décembre, M. B..., étant venu consulter sa femme, me fait part de l'impression qu'a produite dans leur village la guérison de M. R...

103. — *Mlle St-G..., à ...*

Le 14 août 1878, M. St-G... prend une consultation, *avec un rapport*, pour son enfant âgée de deux ans.

— On a frictionné le ventre, dit Calixte.

— Oui, dit le père.

— Il y a des renvois, des gargouillements dans la poitrine. — Elle est très faible, des jambes surtout. — C'est un cas sérieux; mais on peut arriver.

Le père affirme tous ces détails.

Mon diagnostic : Anémie profonde. Étisie.

Le 7 octobre, après une série de consultations, une amélioration est obtenue; elle prend des forces et marche seule.

C'est le père lui-même qui me donne tous ces détails.

Le 14 octobre, Mme R..., sa voisine, m'annonce que l'enfant va très bien.

104. — *M. D..., père et fils, à ...*

Le 25 septembre 1877, l'enfant D... est examiné.

Le diagnostic porté par les confrères était : Carreau.

D'après les renseignements fournis par Calixte, j'éliminai l'affection tuberculeuse et je diagnostiquai une étisie, due à une affection vermineuse.

105. — *Prescience.*

M. D... père prend ensuite une consultation pour lui-même.

Le diagnostic porté fut : Acreté de la masse du sang, qui non soignée, finira par se localiser *sur la vessie*.

Le 20 octobre 1878, M. D..., me demandant une consultation par correspondance, me donne les détails suivants : son enfant est *totalement guéri*. Quant à lui, il n'avait guère souffert depuis la première consultation, « *mais depuis un* » *mois je souffre beaucoup*, dit-il, *d'un fort échauffement de* » *vessie*, et j'éprouve beaucoup de difficulté pour uriner. »

Les médecins de D... veulent le sonder pour savoir s'il n'existe pas des calculs.

106. — *M. B..., à...*

Le 3 novembre 1878, Mme B... prend une consultation pour son mari *avec un rapport*.

Il y a un engorgement du foie, dit Calixte, et un commencement d'inflammation. — Ce ne sera rien, mais il était temps.

Mon diagnostic : Hépatite.

A ma consultation particulière, Mme B... me raconte que depuis douze jours, son mari est malade; que le diagnostic porté par leur médecin était : Névralgie. — Deux injections sous-cutanées avaient été faites avec de la morphine. — Le

malade s'en était trouvé soulagé, mais ne guérissait pas. —
Elle me dit aussi qu'elle avait remarqué que le côté droit
du ventre était légèrement proéminent.

A la deuxième consultation, qui eut lieu quatre jours
après, l'amélioration fut constatée.

A la troisième, le malade était parfaitement guéri.

107. — M. R..., à ...

M. R..., après le siége de Paris et la Commune, tomba
malade. Son médecin habituel le traita pendant quelques
mois.

Les résultats obtenus devenant de plus en plus mauvais,
la famille crut devoir faire appeler un autre médecin qui, au
bout de peu de temps, déclara à Mme R... qu'il n'avait aucun
espoir d'obtenir la guérison.

Le ventre était enflé, les membres inférieurs étaient
œdématiés, etc.; en somme le malade présentait les signes
d'une consomption complète.

Une amie de Mme R..., voyant et comprenant sa désola-
tion, car la science s'était prononcée par la bouche de deux
médecins (fort connus des hôpitaux de Paris), lui conseilla,
comme dernière ressource, de se rendre auprès de Mme X...,
somnambule.

Mme R..., tout incrédule qu'elle fût, suivit le conseil de
son amie.

Aussitôt, m'a-t-elle raconté, le rapport entre les mains du
sujet et quelques minutes écoulées, la somnambule porta
directement la main au niveau du foie.

— Voilà le siége du mal, il y a une tumeur grosse comme
ça, ajouta-t-elle, en montrant la main fermée. — Elle
annonça aussi l'œdème des parties inférieures et conseilla
des purgatifs végétaux.

— Menez-moi votre mari dans quelques jours, dit-elle. —
Oh! dit Mme R..., inutile d'y songer, il ne voudra pas. — Je
vous affirme qu'il viendra; attendez que la purgation ait
produit son effet!

M. R..., étonné de ce que lui raconta sa femme, suivit la

médication conseillée; il est vrai qu'il ne savait que faire, et que c'était là sa seule branche de salut.

— Vous dire, ajouta Mme R..., tout ce que le malheureux rendit de saletés serait inutile. — Mais un petit peu de mieux s'étant manifesté, le malade se décida, en effet, à se rendre chez la somnambule.

Nouvel étonnement et augmentation de confiance, surtout à la promesse formelle de voir revenir l'appétit avant une dizaine de jours.

— Je remets, ajouta-t-elle, votre seconde visite à une quinzaine de jours, parce que je suis sûre que l'impatience aidant, j'aurai l'avantage de vous voir avant cette époque.

Les conseils donnés par cette dame furent suivis et couronnés de succès, car M. R..., condamné par la Faculté, se vit bientôt la preuve vivante que la science pouvait faire erreur quelquefois.

Une liaison intime entre cette famille et Mme X..., somnambule, fut la conséquence assez naturelle, avouons-le, de cette guérison inattendue.

Inutile de dire que depuis ce temps-là aucun autre genre de médecine n'est pratiqué dans cette maison. Voilà comment j'ai l'avantage de posséder cette famille dans ma clientèle.

Je tiens ces détails de Mme R... elle-même et beaucoup d'autres concernant plusieurs médecins de Paris dont Mme X..., somnambule, était le conseiller dans certains cas difficiles.

108. — M. T..., à ...

Il y a deux ans, je soignais M. T... pour une anémie profonde, avec complications du côté des centres nerveux due à une affection du foie. — Ce malade était exténué et présentait tous les caractères d'un épuisement complet.

Calixte me dit : tout vient du foie; ce qui se passe du côté du cœur, de l'estomac et des nerfs n'est que la conséquence de la faiblesse de la masse sanguine par altération de cet organe.

Les opinions des médecins nombreux qu'il avait consultés, étaient partagées. — Un seul, me dit M. T..., dans sa lettre du 3 décembre 1878, s'était rapproché de mon diagnostic : il avait cru à un état cachectique dû à un séjour en Afrique, et il avait ordonné la quinine et l'arsenic. (Il traitait l'effet et non la cause.) Les crises allaient toujours croissant.

Aujourd'hui, ce malade jouit d'une parfaite santé. — «Depuis » deux ans, m'écrit-il, époque où vous m'avez traité, je n'ai » eu aucune crise et n'ai même ressenti aucune douleur ; » je vais on ne peut mieux. »

Il y avait deux ans environ que cette affection avait débuté, quand j'entrepris ce malade.

109. — M. S..., à ...

M. S..., depuis quinze ou vingt ans, pour lui ou sa famille, ne fait usage que de la médecine aidée des conseils du somnambule Calixte.

Pendant l'hiver de 1877, il est pris de douleurs rhumatismales, qui, ayant disparu, sont remplacées par un gonflement de l'avant-bras droit avec douleur et fièvre.

Les purgatifs répétés furent employés, ainsi que les frictions résolutives sur le membre affecté.

L'enflure ne diminuant pas malgré ce traitement, j'insistai à plusieurs reprises auprès du somnambule, pour me renseigner s'il ne serait pas utile de faire quelques incisions afin d'arriver ainsi au débridement et à la sortie du pus que je supposais exister. Toujours et toujours sa réponse fut la même. « Inutile, complètement inutile ; ce n'est pas du pus, c'est de l'eau ; insistez sur votre médication déjà suivie, et il n'y aura aucun accident. »

Le cas pouvant paraître inquiétant à la famille, vous feriez bien, me dit-il, de rendre quelques visites au malade pour le contenter et le rassurer.

Je me rendis, en effet, auprès de M. S..., et je pus constater par moi-même les détails suivants : Avant-bras très enflé, peau tendue, rouge, résistant à la pression, qui ne laisse qu'une légère marque du doigt ; douleur intolérable ; fièvre encore assez forte. Mon idée fixe des incisions me revint encore plus que jamais ; j'en fis même part à la famille. En dehors de ces symptômes, existaient, malgré les purgations répétées, les caractères d'un état saburral très marqué; j'ordonnai donc de nouveau une purgation pour le lendemain, et fis continuer les lotions résolutives.

Les consultations suivantes avec le somnambule furent complètement les mêmes, comme décision et marche à suivre. Je continuai à voir mon malade à domicile, en dehors de mes consultations au cabinet; le mieux s'établit, et peu de temps après, je n'avais qu'à me louer d'avoir traité ce malade d'après les renseignements qui avaient été fournis par le somnambule.

Il s'est parfaitement remis.

110. — Mlle P..., à ...

Le 6 juillet, M. P... père prend une consultation pour sa fille, âgée de vingt et un ans, *avec un rapport* de celle-ci.

Détails dus à Calixte : Matrice enflammée; ça coule continuellement. — Elle s'en va largement. — Les pertes sont en blanc et en rouge. — Cas très sérieux. — Elle perd tout son sang.

Mon diagnostic : Métrórrhagie.

Tout est affirmé par le père.

Le 13, nouvelle consultation prise par le père. — Elle a été mieux, dit Calixte; les pertes ont beaucoup diminué.

— Depuis dimanche, dit le père, elle ne voit presque plus rien, d'après ce que m'a dit sa mère.

Le 3 août 1878, nouvelle consultation; les pertes sont revenues, mais en très petite quantité, et la couleur n'offre rien d'anormal. — Les langueurs d'estomac sont fréquentes, mais il y a du mieux.

Toute ma médication se dirige du côté de l'estomac pour amener l'appétit.

Le père me dit qu'en effet depuis un mois aucune perte n'avait eu lieu.

Le 12 septembre, la malade elle-même est à la consultation. — Il n'y a plus de pertes anormales. Elle va très bien, dit-elle !

111. — *Mme B..., à ...*

Le 13 mai 1878, les deux filles de cette dame prennent une consultation pour leur mère, *avec un rapport*.

— Elle se plaint de l'estomac, dit Calixte. — Les digestions sont lentes. — Il y a sensation de chaleur au niveau de l'estomac s'étendant jusque dans les reins. — La respiration est gênée.

— Mais il y a autre chose qui l'inquiète, dit Mlle B...

— Oui, dit Calixte, ce sont des spasmes, des crampes du côté du cœur.

— Oui ! est-il répondu.

Le système nerveux est très surexcité. — Agissez du côté des voies urinaires. — C'est le point de départ de ces accidents.

Mon diagnostic : Gastralgie, avec névrose du cœur.

A ma consultation particulière, ces demoiselles me font part de leur étonnement et m'avouent qu'elles sont venues à tout hasard sans aucune croyance au système.

J'ai vu ensuite cette malade moi-même. — Les syncopes étaient si fréquentes et si inquiétantes, qu'elle n'osait sortir seule, me dit Mme B...

Aujourd'hui elle est parfaitement bien.

112. — *Mme S..., à ...*

Un résultat semblable a été obtenu chez Mme S..., traitée depuis longtemps pour une affection du cœur. — Les promenades, même peu longues, lui étaient impossibles. En ce moment, tous les accidents de suffocation et de fatigue ont disparu.

113. — *Mme G..., à ...*

Le 15 juin 1878, M. G... se présente à la consultation *avec un rapport* de sa femme.

Elle se plaint de l'estomac et de la tête, dit Calixte. — Il y a âcreté de sang, de l'oppression, et des douleurs dans la matrice. — Les yeux sont fatigués; à peine y voit-elle par moments, mais ce n'est pas continuel. — C'est dû à l'âge critique.

Mon diagnostic : Congestion de la rétine pouvant amener plus tard une paralysie.

Le mari confirme tous ces détails.

Le 18 juillet, la malade est présente à la consultation avec sa fille. Il y a un mieux sensible que la malade elle-même affirme. Les détails qu'elle veut bien me donner, me confirment dans mon premier diagnostic : congestion partielle de la rétine.

Le 9 octobre, nouvelle consultation. Le même genre de médication est ordonné.

La malade elle-même dit qu'elle y voit maintenant parfaitement bien (sic).

La guérison se maintient encore le 1er décembre.

Le traitement que lui avait fait suivre son médecin, reposait surtout sur les émissions sanguines.

114. — Mme R..., de ...

Le 18 janvier 1879, Mme A..., prenant une consultation pour elle-même, m'annonce la guérison parfaite de sa sœur, Mme R..., déclarée phthisique et traitée pour cette maladie.

Je lui ai donné mes soins en 1878. Mon diagnostic était : Anémie profonde, faiblesse des organes, mais pas de lésions organiques. Cet état général était dû à des pertes blanches abondantes.

TABLEAU COMPLÉMENTAIRE

La fièvre existant : cas où elle a été reconnue à l'aide d'un rapport.	Divers cas de maladies aiguës : Guérisons.	Maladies nerveuses ayant pour cause une affection de la tessie.	Maladies nerveuses ayant pour cause une affection terminouse.	Guérisons basées sur la sympathie des muqueuses. (Michat.)	Guérisons basées sur la sympathie des vaisseaux sanguins. (Barthez.)	Opérations défendues Guérisons.	Grossesses et sexes annoncés.
Obs.:17, 18, 21, 24, 27, 29, 34, 37, 38, 39, 53, 55, 78, 79, 82, 84.	Variole : obs. : 76. Erysipèle : obs. : 77. Fièvre typhoïde? : obs. : 84. Phthisie : obs. : 90, 91, 92, 93, 94, 95, 96, 97, 98, 99, 100, 101, 102, 103, 114. Méningites : obs. : 82, 83. Hépatites : obs. : 106, 107, 108. Abcès : obs. : 78. Phlegmon : obs. : 109. Arthrites : obs. : 79, 80, 81.	Obs. : 65, 66.	Obs. : 69, 70, 71, 72, 73, 74, 75.	Obs. : 91, 92, 93, 94, 95, 96, 97, 98, 99, 100, 101, 114.	Obs. : 79, 80, 81, 85, 86.	Obs. : 71, 85, 86, 87.	Obs. : 14, 15, 58, 62, 63, 64.

Tel est mon modeste bagage. — Pour un *braconnier médical* ([1]), qu'en dites-vous, messieurs les réformateurs? Ce n'est pas trop mauvais, je crois. — Essayer d'en faire autant vaudrait mieux que l'acharnement et l'entêtement que vous mettez à nier une vérité si éclatante. Vos malades ne s'en trouveraient pas plus mal.

Croyez-moi, le conseil est sage : réfléchissez sur les cas que renferme la dernière catégorie d'observations, *guérisons*, et peut-être finirez-vous par comprendre que votre œuvre de chaque jour n'est pas toujours bon et que Pascal n'a pas complètement tort quand il semble dire ([2]) : Je ne crois pas à la médecine... des médecins.

Oui, voilà quelques-uns des succès inattendus, recueillis en deux ans de pratique médico-magnétique et qui, depuis bientôt trente années sont obtenus chaque jour dans ce même cabinet, dont ils ont formé la base inébranlable de la clientèle ([3]) : preuve frappante de la théorie que je défends; quelle est celle des vôtres qui ait autant vécu?

L'insulte et la dénonciation se sont heurtées vainement contre cet échafaudage si solidement élevé, et malgré tout, ont pu être cultivées et utilisées les facultés surprenantes de Calixte ([4]), qui aujourd'hui

---

([1]) Voir *Journal de Médecine de Bordeaux*, no 16, 1878.
Mot charmant, sécrété par les cellules cérébrales *(style du jour)* d'éminents journalistes médicaux, aussi réservés que savants, qui poussent la modestie jusqu'à laisser dans l'ombre et leurs noms et le savoir.

([2]) « Si les médecins avaient le vrai art de guérir, ils n'auraient que faire de bonnets carrés. » *Pensées de Pascal*, chap. IV, p. 145.

([3]) Aucune réclame n'a été faite ; les cas réussis ont seuls dénoncé l'existence de ce cabinet. La preuve du contraire est impossible à fournir.

([4]) « L'un des plus brillants sujets du somnambulisme. » Dechambre, *Dictionnaire*, art. *Mesmérisme*, p. 195.

peut se glorifier d'avoir aidé à faire plus de bien, à lui seul, que la plupart d'entre vous tous ensemble n'en ont fait et n'en feront jamais.

Il ne m'appartient pas de faire les éloges de cet homme. — Adressez-vous aux malheureux qui le connaissent, et ils vous diront ce que, à mon grand regret, je suis forcé de taire ici.

Mais, me dira-t-on, ces succès que vous revendiquez étant dus aussi, d'après votre aveu même, à l'aide que vous trouvez dans les facultés de Calixte, comment ferez-vous quand vous ne l'aurez plus à votre disposition? Car sans sujet magnétique, votre système devient impraticable et vos idées, aussi bonnes qu'elles puissent être, auront vécu, le moyen de les cultiver et d'en tirer profit n'étant plus. — Erreur complète! Je regretterai Calixte; car le remplacer sera bien difficile, je le sais. — Mais j'aurai l'avantage de pouvoir utiliser dans ma pratique les modifications heureuses apportées dans mes connaissances médicales par l'examen et l'étude réfléchie des faits qu'il m'aura donné occasion d'observer.

J'en ai déjà usé; je m'en suis parfaitement trouvé, et mes malades aussi.

Et si l'étude du zoomagnétisme dans son application médicale eût pu être librement faite depuis que cette question scientifique a été soulevée, je suis convaincu que, grâce aux facultés vraies et indiscutables de Calixte, Alexis, etc., bien des théories existant encore en médecine et en physiologie seraient, de nos jours, oubliées et remplacées. — Ainsi serait amoindrie l'importance réelle et indispensable du secours d'un sujet magnétique sérieux dans l'examen de bien des cas pathologiques complètement inconnus et pour lesquels la médecine aux abois a inutilement mis tout en œuvre.

Heureusement, cette marche que je me suis tracée est suivie aujourd'hui (¹), et bientôt, je l'espère, seront connus les résultats utiles de ce mode d'études, auquel quelques médecins ont le courage de se livrer. Et il en faut une forte dose ; je ne suis pas le premier à le comprendre, si j'en crois J. Cloquet.

Cette méthode me semble d'autant plus rationnelle et par conséquent fort acceptable, qu'elle est basée sur des cas *réellement réussis* et non, comme certaines que nous connaissons tous sur des faits fantaisistes quoique reconnus scientifiques, ayant une grande analogie avec celui rapporté par le Dʳ Véron, et appartenant à un professeur de clinique, qui démontrait à ses élèves que son malade était mort *guéri* de l'affection diagnostiquée (²), ou bien encore sur l'examen de détritus humains, véritables haillons vivants qui peuvent faire comprendre toute l'horreur de notre fin matérielle, mais dans lesquels nous ne trouverons jamais l'explication des beaux côtés de la vie. — Non ! mon originalité ne va pas jusque-là ; une antithèse aussi forte n'est nullement dans mes goûts. — Je préfère être plus simple et dire : Mon malade est vivant ; donc

---

(¹) M. le Dʳ Dunan a déjà publié un travail remarquable sur ses expériences personnelles et sur leurs conséquences : *Révolution en médecine.* — Claude Bernard n'a pas dédaigné de l'apprécier et de le juger.

(²) Le *Bordeaux Médical*, n° 5, 1877, rapporte une observation semblable ; il y est constaté que le malade opéré « *était dans les meilleures conditions lorsqu'il a succombé. L'autopsie a démontré que cet individu était complètement guéri de l'opération qu'il avait subie*, etc. » La famille assurément n'a pu qu'être satisfaite ; quant au malade... je ne sais.

il est guéri. — Mes clients partagent assez cette manière de voir.

Quelques amis, qui m'ont encouragé dans cette lutte de leurs conseils et de leur bonne amitié, m'ont poussé à présenter directement mes observations à l'Académie de Médecine. — L'idée est excellente assurément, mais peu praticable, si l'on veut tenir compte des leçons du passé. — Aussi, ai-je cru devoir en profiter et me contenter, pour le moment, de l'appréciation du public. — Pour tenter, avec espoir, une pareille démarche, j'attendrai d'avoir recueilli un nombre plus imposant de faits me permettant de n'avoir pas à redouter une opposition systématique, qui accueillerait peut-être (je n'ose dire sûrement), mon humble travail : — Ma guenille m'est chère; à moi de ne la pas laisser détruire de sitôt. — Des faits et moins de théories, ai-je dit déjà. — Et si dans les premières tentatives faites auprès de l'Académie, les défenseurs du magnétisme avaient présenté plus des unes et moins des autres, les échecs que j'ai fait connaître n'auraient pas été subis, et l'étude de cette science n'aurait pas été enrayée.

Et voyez si j'ai tort en parlant ainsi. — La question du phonographe est soumise à l'Académie des Sciences (30 septembre 1878). M. Bouillaud, sans tenir compte des opinions de ses collègues, nie cette belle découverte et soutient que c'est tout simplement de la ventriloquie. — Conduite exactement semblable à celle qu'il tint à l'égard de Berna, défendant le magnétisme. — Eh bien! que le phonographe n'eût encore été qu'à l'état théorique; que la preuve éclatante de sa réalité

et de son utilité n'eût pas été démontrée par des faits
mêmes, et cette splendide application scientifique avait
assurément, grâce à l'autorité de Bouillaud, la destinée
qu'il fit au zoomagnétisme en 1837. — Par conséquent, et je ne crains pas de le trop répéter, recueillons
des faits, vulgarisons-les; les théories viendront
ensuite. — C'est le seul moyen d'imposer cette
science et de faire mentir le professeur Requin et bien
d'autres, qui l'ont considérée comme une honte pour le
XIXᵉ siècle. — Au contraire, il faut qu'elle soit une de
ses gloires scientifiques.

C'est encore ainsi que l'on finira par faire cesser les
clabauderies de ses détracteurs et, comme l'a dit le
Dʳ Auber, « par les écraser sous le poids même du
ridicule qu'ils s'efforcent de soulever contre elle ».
(Dʳ Ed. Auber, *Traité de la Science médicale.*)

Mais laissons là ces réflexions déjà trop longues,
qui ne rentrent pas dans le sujet de cet ouvrage; leur
but n'est, en ce moment, que de répondre indirecte-
ment aux attaques dont on a bien voulu m'honorer.
— Mais à ceux qui me liront et qui n'ont pas
connaissance de certains articles de journaux médicaux,
elles permettront de comprendre que par mes interpel-
lations volontairement vagues, j'ai eu l'intention de
m'adresser aux auteurs de ces critiques, dont la forme
et le fond rappellent peu une discussion scientifique.
— J'arrête là mon appréciation.

Arrivons aux conclusions. — Et il en est temps,
n'est-ce pas, trop patient lecteur?

CONCLUSIONS

Ce n'est pas moi qui vais conclure : je l'ai annoncé dès en commençant, je ne fais que traduire ce que l'histoire et les faits observés me forcent à répéter [1]. L'histoire du zoomagnétisme nous apprend que sa défense a été prise, à chaque époque, par des hommes remarquables par leur intelligence et leur savoir; qu'ils ont affirmé et soutenu son existence réelle, en s'appuyant d'observations sérieuses et personnelles ou d'appréciations qui autorisaient l'acceptation de sa parfaite possibilité. Elle nous apprend encore qu'il en est d'autres qui, ne pouvant être aussi affirmatifs, se sont contentés de douter et d'attendre des preuves plus certaines; et enfin, que la négation obstinée de ce phénomène a été faite par des hommes d'une grande valeur scientifique, mais ne donnant à l'appui de leurs contradictions que des raisons capables de critique ou dévoilant chez quelques-uns un esprit de parti pris et de défense d'intérêts personnels, contre lequel il est difficile, je dirai même impossible, de lutter avantageusement.

[1] Voir ma première brochure : *Historique du Magnétisme animal.*

12

La preuve de ce que j'avance ressort clairement des discussions académiques que j'ai essayé d'esquisser et de l'analyse faite des opinions particulières de certains auteurs. Au point de vue historique, la réalité du phénomène dit *magnétisme animal* a donc été ainsi démontrée ; car dans le cas contraire, la conclusion ne pourra être que la négation de l'histoire des sciences et le mépris formel de la valeur, de l'autorité, accordées généralement et à juste titre aux idées de nos devanciers.

J'ai beaucoup insisté sur les premiers essais de quelques applications scientifiques qui, après avoir été niées ou jugées par les académies complètement irréalisables, nous paraissent aujourd'hui très simples et surtout fort utiles ; et cependant, elles étaient, autant que le zoomagnétisme, en dehors des lois naturelles connues.

J'ai ainsi voulu pouvoir déduire que si des phénomènes ont été rejetés autrefois, puis acceptés plus tard, le magnétisme à son tour, poursuivi et décrié trop longtemps, pourra, lui aussi, être un jour compris et admis par la science.

Quant aux observations que l'on vient de lire et dont j'affirme (preuves en main) toute l'authenticité, leur simple lecture fait comprendre que le zoomagnétisme est réellement un fait dont l'étude et l'application en médecine peuvent être fort utiles.

Mais si, malgré tout, on veut encore nier et ne pas se rendre à l'évidence, voyons ce que, dans cette hypothèse, l'analyse des cas observés permet d'affirmer.

J'accepte, sans restriction, les négations et les appréciations peu flatteuses dont on honore le système et son défenseur : « La méthode est audacieuse, mais absurde et fausse; la défendre est indigne d'un homme qui se respecte, etc. » (J'en passe et des plus belles.) Je veux même admettre qu'un jour, Calixte, par un caprice quelconque ou *pour rendre un hommage éclatant, mais tardif à la vérité,* affirme que tout ce qu'il a fait durant sa vie n'a été qu'une ignoble plaisanterie et qu'il s'est joué de la crédulité publique.

Je conviens de tout cela; mais reprenant mes observations, je me vois forcé, *malgré moi,* à conclure de la sorte : Si, avec un système sans base sérieuse (les qualités magnétiques invoquées n'existant pas) et n'ayant pour bilan que la fraude et la supercherie de ceux qui le pratiquent, j'arrive à des résultats inespérés dans des cas que la science médicale elle-même a frappés d'incurabilité, résultats que des praticiens sérieux ont avoué ne pouvoir obtenir, c'est que ce système si nul, si mauvais, si anti-scientifique, est encore meilleur que celui défendu et appliqué par mes ennemis. — C'est mathématique. — Et je dirai même que ces faits, *qu'on y réfléchisse bien,* autorisent non seulement la négation de la médecine pratiquée par certains médecins, mais encore qu'ils permettent d'affirmer que dans trop de cas leur intervention est plus nuisible qu'utile ([1]). Et je ne suis pas le premier à parler ainsi ([2]). Marchal de Calvi et Claude Bernard ont émis cette pensée avant moi.

([1]) Voir les observations 77, 84, 85, 91, 92, etc.
([2]) « La médecine n'a ni principes, ni foi, ni loi. » MARCHAL DE CALVI.
« La médecine n'existe pas. » CLAUDE BERNARD.

Il ne faudrait pas cependant croire et surtout me faire dire que le zoomagnétisme est une panacée universelle, guérissant tout les maux; qu'en dehors de lui, rien n'est vrai et salutaire en médecine et que nous n'avons qu'à fermer nos écoles, les études devenant ainsi inutiles.

Loin de là est ma pensée. D'ailleurs, cette dernière idée n'est pas nouvelle; elle appartient à un acadé-micien, M. Desgenettes, et elle est connue et répétée chaque jour par les confrères moqueurs (je ne dis pas spirituels).

En outre, elle est trop... *belle* pour que je me l'attribue. Mes intentions, en défendant le magnétisme animal, ne s'élèvent pas jusqu'à ce degré de conception. Non! je me borne à essayer de prouver que de l'étude sérieuse du zoomagnétisme peuvent ressortir des idées nouvelles, modificatrices, qui pourront aider à trouver en médecine et en physiologie une route plus sûre que celle qui nous a été tracée jusqu'à présent et que, aveuglément et croyant bien faire, nous suivons tous.

Je ne veux point dire par là qu'avec l'emploi de ce système médical il ne sera plus de maladies possibles; ce serait bien audacieux. Mais je soutiens et j'affirme, *parce que je le constate tous les jours,* qu'à l'aide du magnétisme animal on pourra guérir ce qui est guéris-sable et ne pas rendre incurable ou mortelle une affection qui, à son début, pouvait sûrement être guérie. Je trouve ce résultat fort suffisant.

Voilà pourquoi, moi, médecin, j'ai cru, en poursui-vant cette étude envers et contre tous, être dans mon droit et accomplir un devoir. Quant aux jugements *confraternels*, je m'en suis moqué et m'en moquerai toujours, dans de pareilles circonstances et pour de telles raisons.

Aussi continuerai-je à unir mes humbles efforts à ceux de mes autres confrères en magnétisme, pour rendre éclatante cette vérité scientifique trop longtemps méconnue et voir enfin s'accomplir ces paroles courageuses que prononça J. Cloquet en 1837, au sein de l'Académie, dont il devint peu après le président : « *Vous avez beau faire, Messieurs, les faits sont irrécusables, et je ne serais pas étonné que malgré la résistance la mieux combinée, la mieux soutenue, un beau jour le magnétisme vînt prendre place dans la science où l'on refuse aujourd'hui de l'admettre.* »

Donc, persister encore à enrayer l'étude du magnétisme animal, c'est non seulement attenter à la liberté scientifique, mais encore (mes observations le prouvent) au bien de l'humanité.

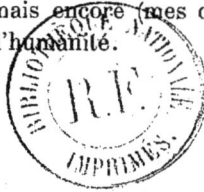

Bordeaux. — Imp. G. GOUNOUILHOU, 11, rue Guiraude.